자기 관리를 시작하는
소녀를 위한 생리 독립 가이드

십 대를 위한
유쾌한
교양 수업

생리를 시작했어요

다카하시 레나 감수
천아영 한국어판 감수
송소정 옮김

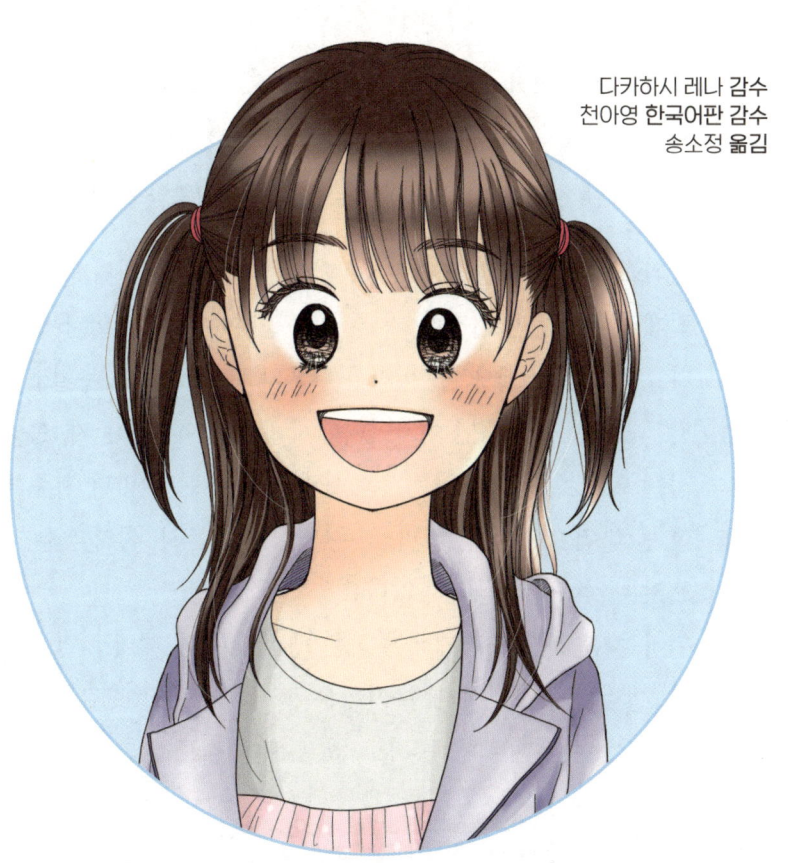

블루무스어린이

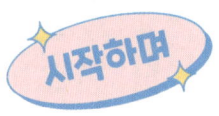

오래 두고 가까이 지낼 생리와 편안한 친구가 되어 보세요

여자는 사춘기가 되면 생리를 시작해요. 사람마다 시작하는 나이는 조금씩 달라요. 이 책을 읽고 있는 여러분 중에서도 벌써 생리를 시작한 친구도 있고, 앞으로 시작할 친구도 있을 거예요.

생리를 시작하면 멈출 때까지 몇십 년 동안 매월 만나게 돼요. 이렇게나 오랫동안 가까이 지내게 될 생리에 대해 얼마나 알고 있나요? 대개 '한 달에 한 번 피가 나온다'는 사실 정도는 알고 있지만, 왜 사춘기가 되면 여자아이에게 생리가 찾아오는지, 몸 안에서는 어떤 일이 일어나는지는 몰라요. 생리는 얼마나 자주 하고 한 번 하면 며칠 동안 하며, 양은 얼마나 되는지, 생리를 할 때 아프지는 않은지 궁금하지 않나요?

우리와 긴 시간을 함께해야 하는 생리에 대해 제대로 알아야 해요. 생리는 여성에게 매우 가까운 존재인데도 잘 모르는 어른도 많아요. 누가 가르쳐 준 적도 없고 배운 적도 없기 때문이에요.

인터넷이나 친구들에게 전해 듣는 생리에 관한 정보는 잘못된 것도 많고요.

이 책에서는 산부인과 의사인 레나 선생님이 생리는 왜 하는지, 생리가 어떤 과정으로 나오는지 등 생리에 관한 기본적인 정보부터 생리하는 동안 일어나는 여러 가지 문제와 해결법, 생리가 원인이 되는 질병까지 생리에 관한 모든 것을 알려 줘요. 주인공인 열세 살 정민이의 일상 속으로 따라 들어가 생리에 대한 올바른 지식은 물론 생리와 잘 지내는 방법도 함께 배워 보세요. 오래 두고 가까이 지낼 생리와 편안한 친구가 되기를 응원할게요!

차례

시작하며 2
나오는 사람들 6

드디어 나에게도 생리가?! 7
생리 예감 8

생리를 하면 무엇을 어떻게 해야 하나요? 19
첫 생리 용품 고르기 20   생리에 대해 제대로 알기 32
생리 주기를 자세히 48   두려운 신체 변화 56

> **더 알아보기** '생리 빈곤'이 무엇일까? 68

생리가 불편하고 힘들 때, 알아 두세요 71
꼭 알아야 할 일상 속 생리 상식 72

> **더 알아보기** HPV 백신으로 자궁경부암을 예방하자 90

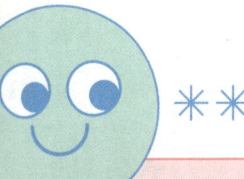

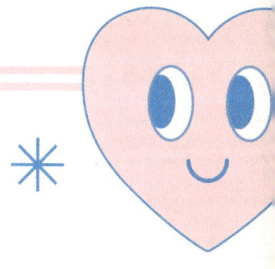

어른의 생리에 대해 미리 알아보아요 93
임신·출산과 생리 94

`더 알아보기` 태어날 때부터 시작되는 난자의 일생 110

생리는 언제, 어떻게 끝나게 될까요? 113
생리의 마지막, 폐경과 갱년기 114

모를수록 두려운 여성의 질병 125
`더 알아보기` 산부인과는 어떤 곳일까? 148

나오는 사람들

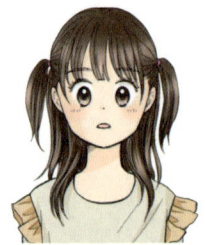

♥ 김정민 (13세) ♥

초등학교 6학년. 최근 가슴이 부푸는 등 갑작스런 신체 변화가 있어 걱정이 많다. 의젓하고 밝은 성격이지만 사소한 걱정이 많은 편이다.

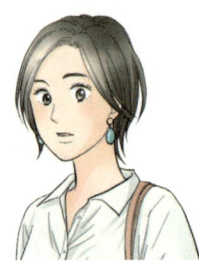

♥ 정민이 엄마 (45세) ♥

보험회사에서 일하고 있다. 지금까지 생리에 대해 특별한 고민은 없었지만, 40세 이후로는 쉽게 피곤해진다.

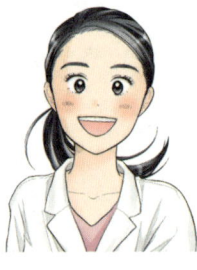

♥ 레나 선생님 ♥

산부인과 전문의. 생리와 여성의 몸에 대한 다양한 궁금증을 알기 쉽게 풀어 준다. 늘 신출귀몰해서 정민이와 정민이 엄마를 놀라게 한다.

드디어 나에게도 생리가?!

생리 예감

첫 생리는 대개 10~15세 무렵에 시작해요. 가슴이 부풀거나 음모가 나면 곧 생리가 시작돼요. 이런 사실을 미리 알아 두면 생리가 찾아와도 당황하지 않겠죠?

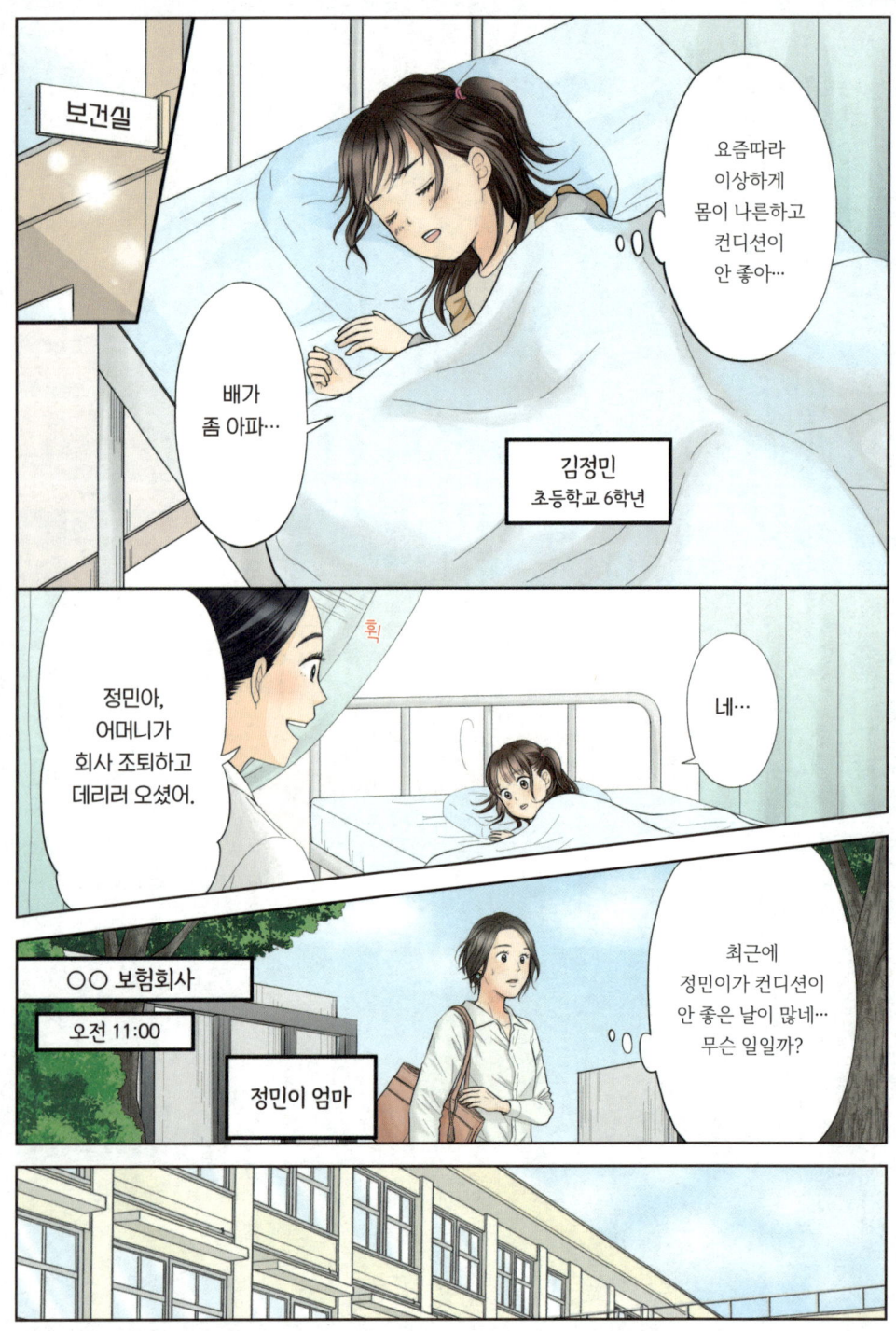

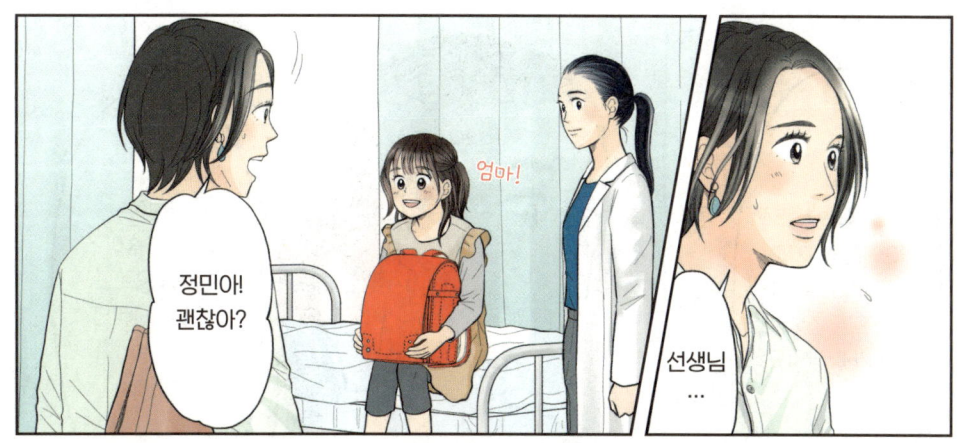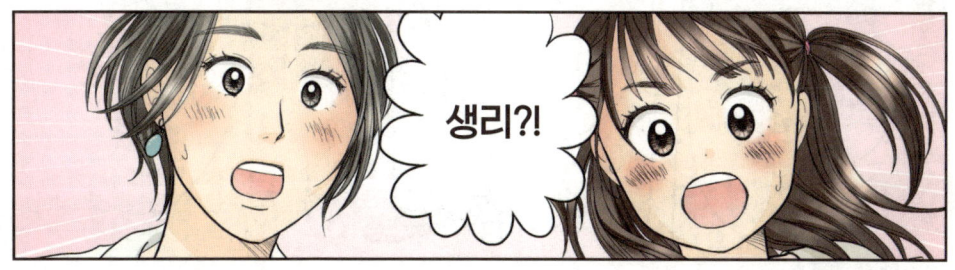

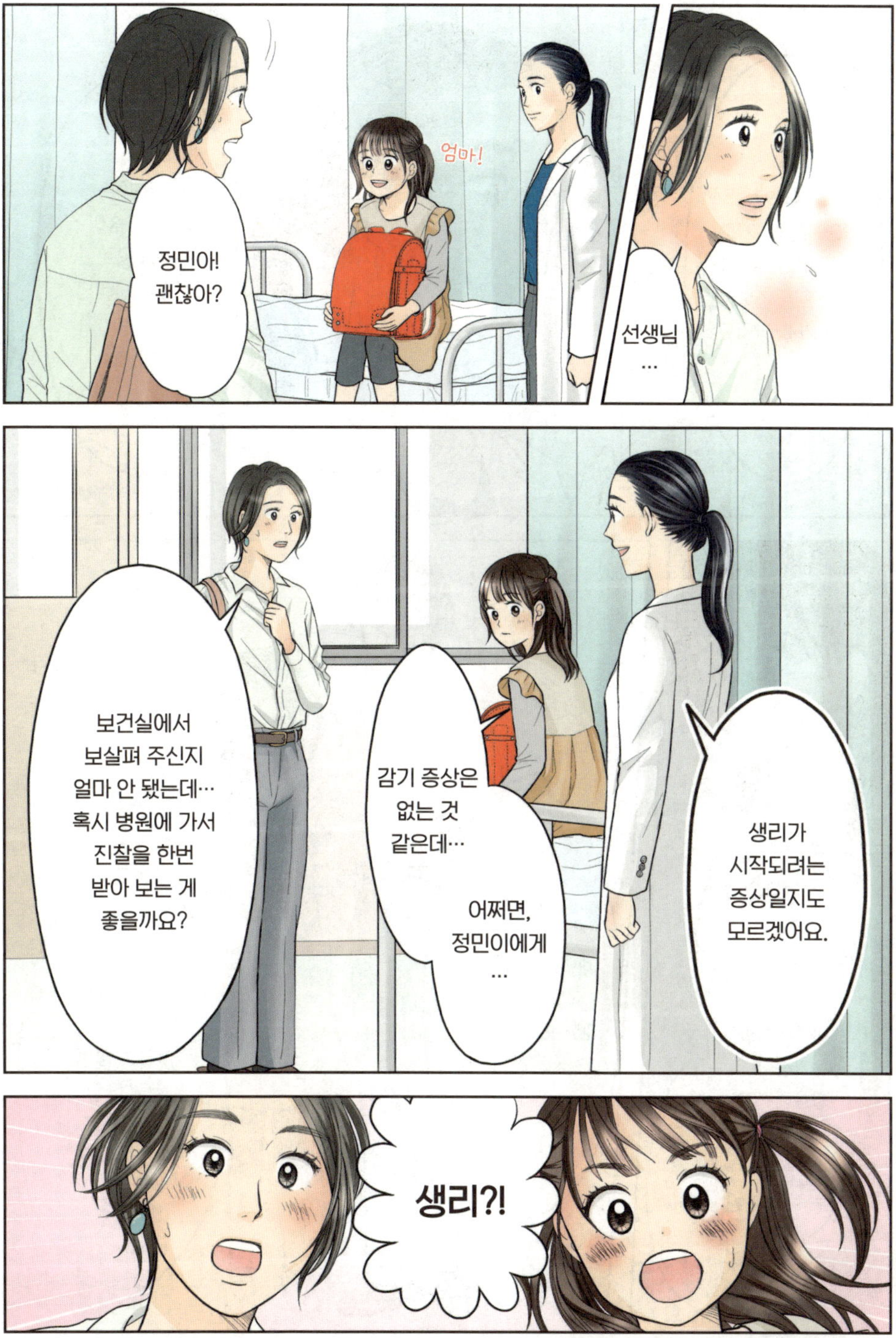

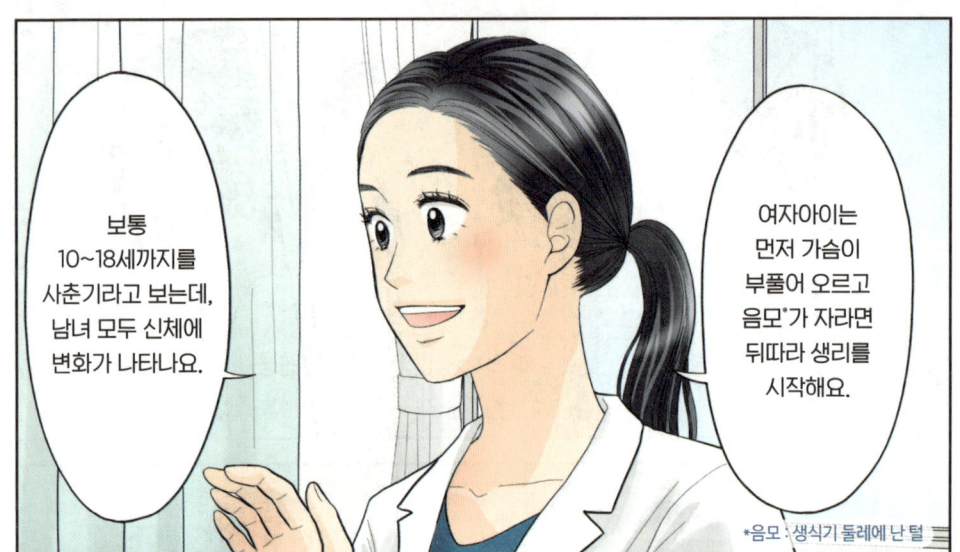

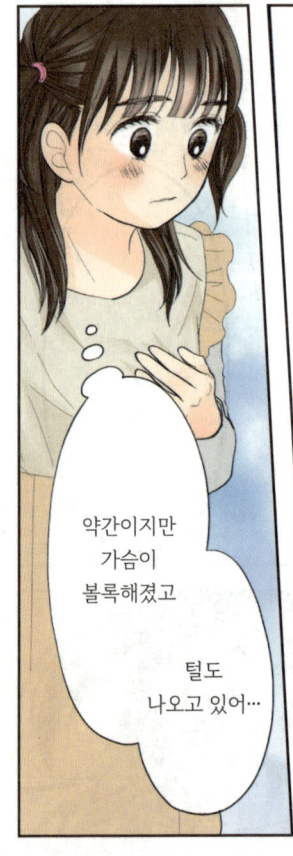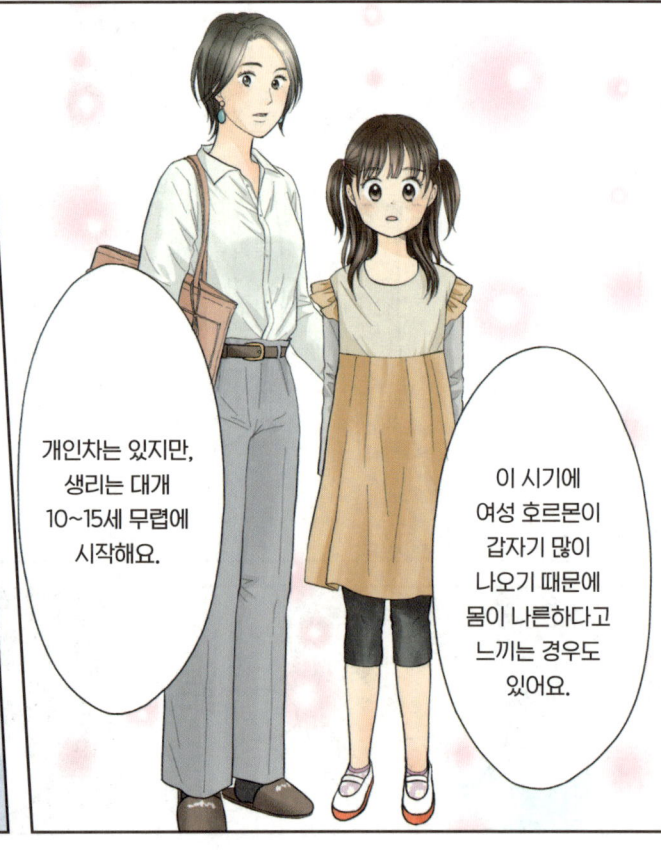

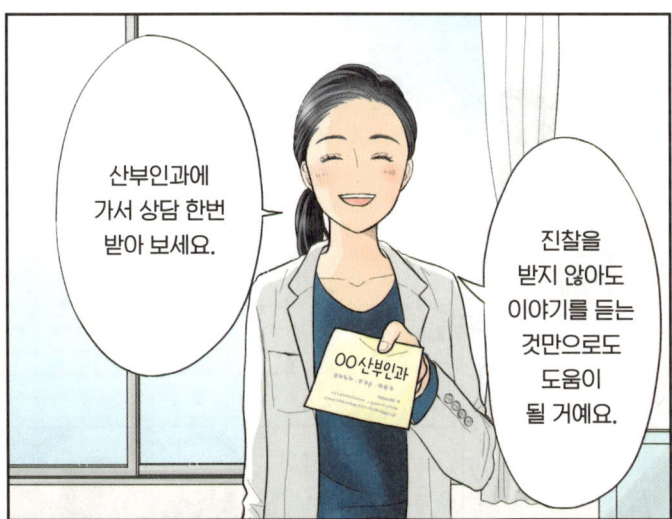
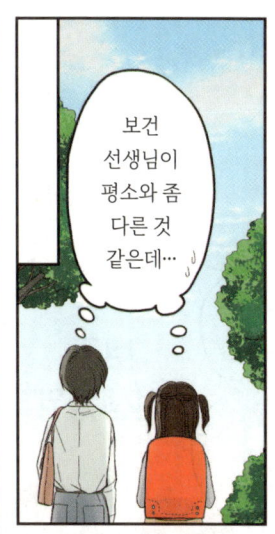
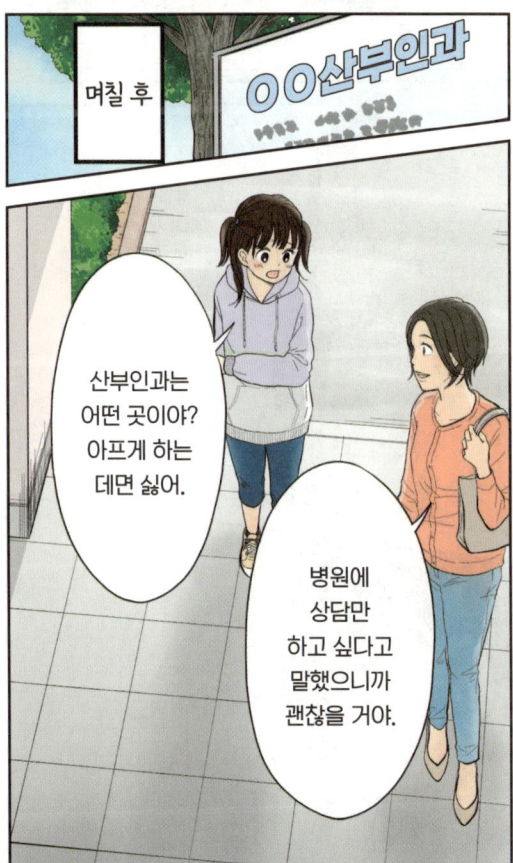
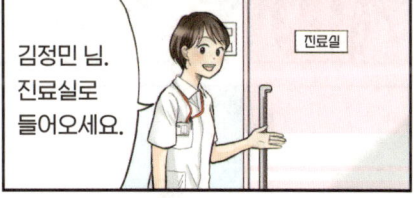
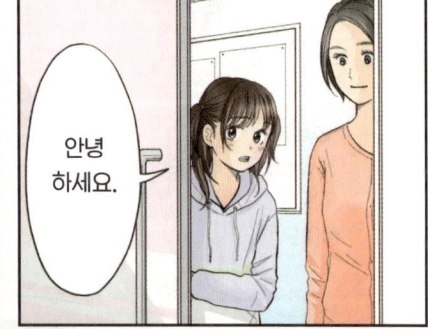
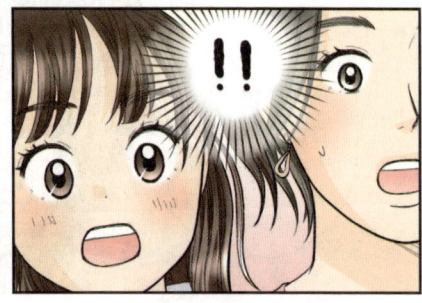

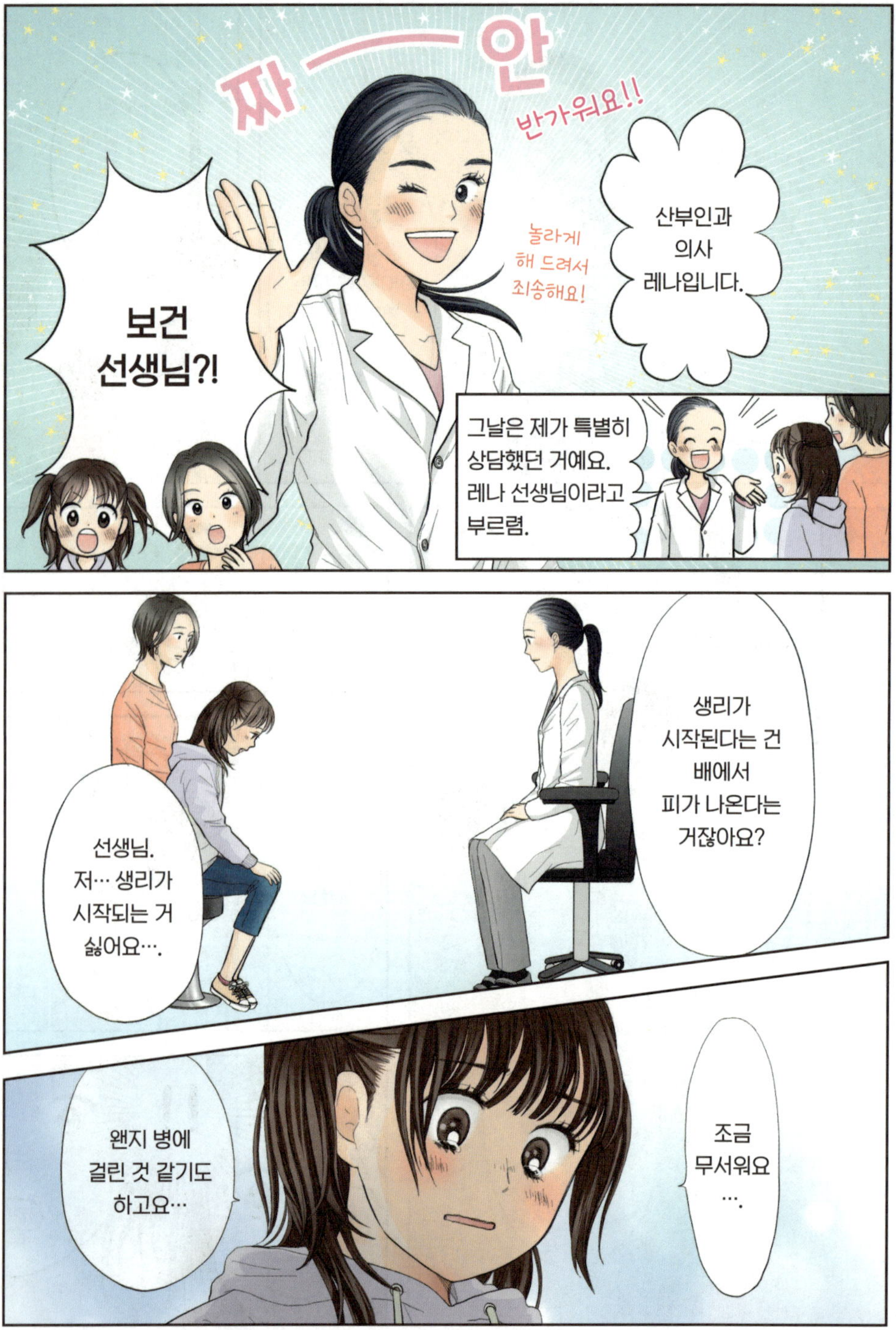

짜—안

반가워요!!

보건 선생님?!

놀라게 해 드려서 죄송해요!

산부인과 의사 레나입니다.

그날은 제가 특별히 상담했던 거예요. 레나 선생님이라고 부르렴.

선생님. 저… 생리가 시작되는 거 싫어요….

생리가 시작된다는 건 배에서 피가 나온다는 거잖아요?

왠지 병에 걸린 것 같기도 하고요…

조금 무서워요….

12 　드디어 나에게도 생리가?!

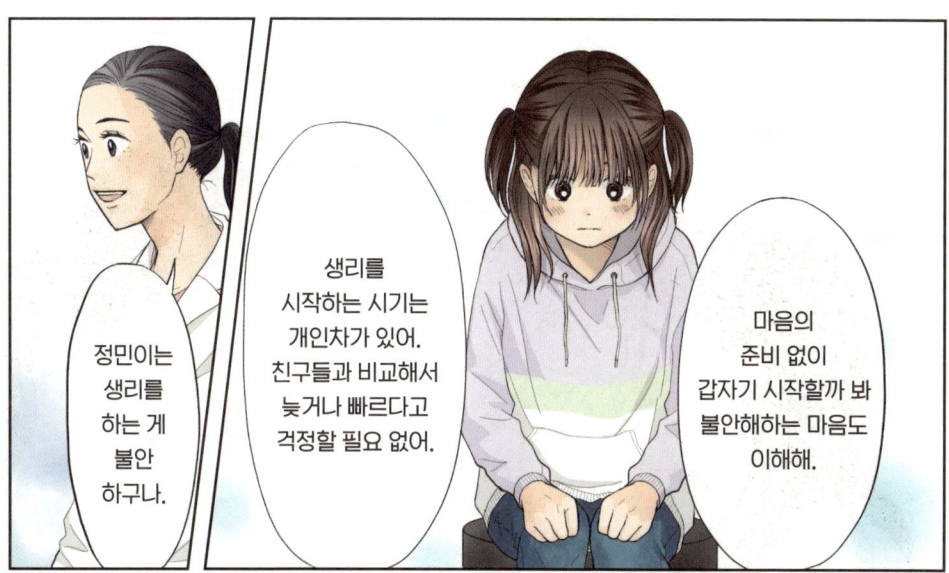

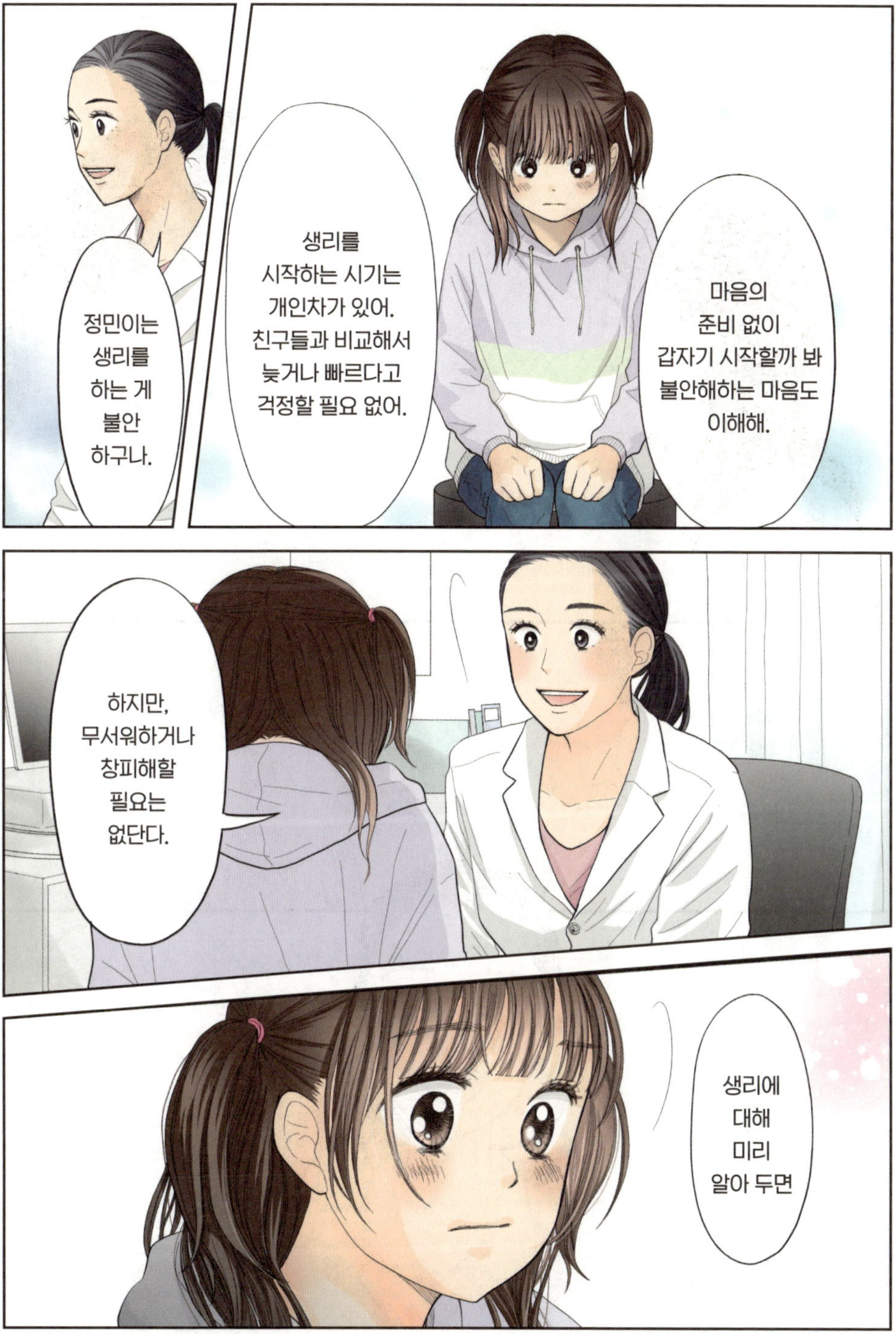

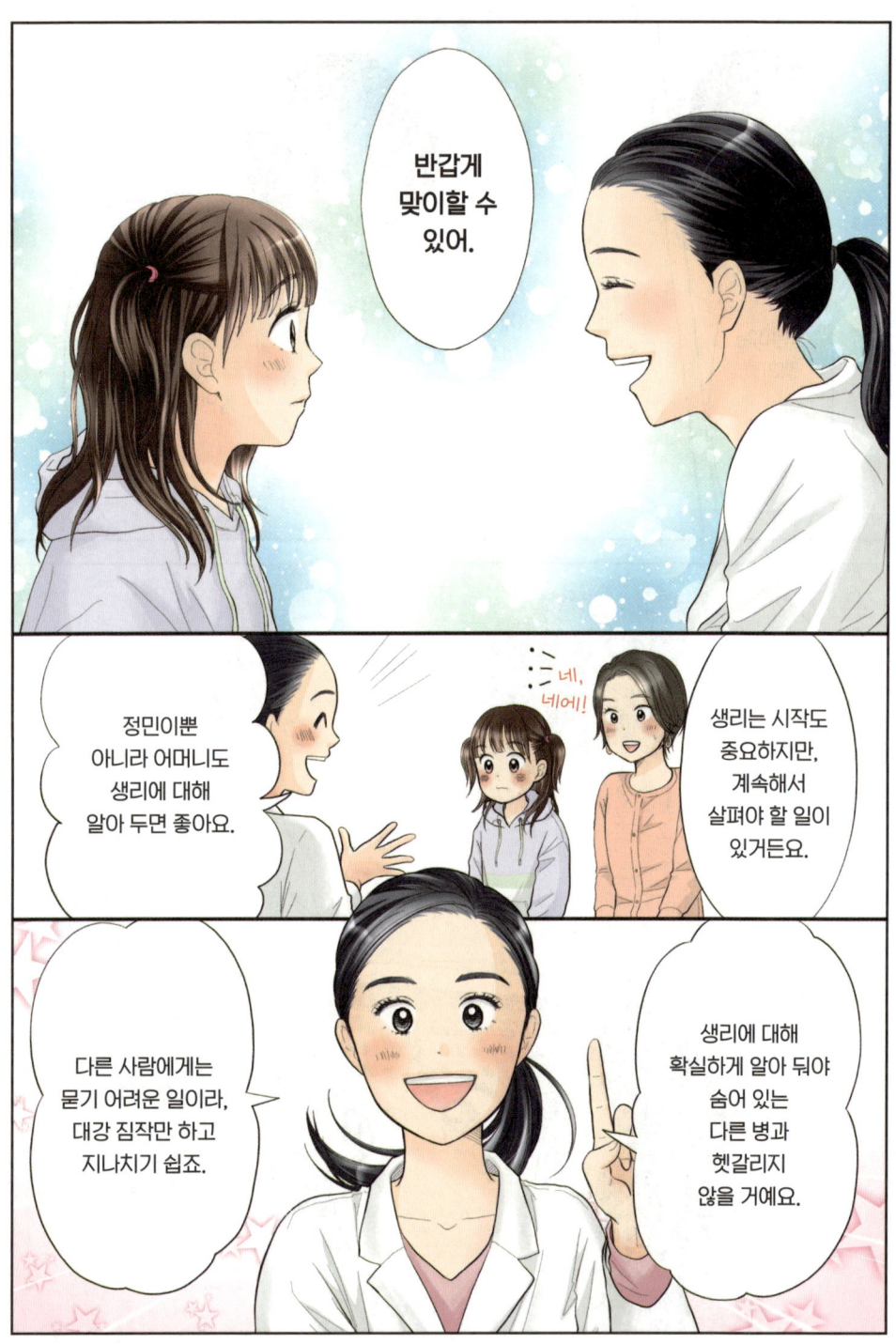

궁금해요!

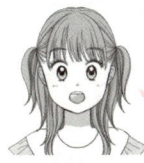

Q 첫 생리는 갑자기 시작되나요? 예상이 안 되면 너무 조마조마할 것 같아요.

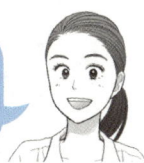

A 대부분 10~15세 사이에 시작하지만 개인마다 조금씩 차이가 있어요.

생리를 시작하는 나이는 평균 10~15세예요. 언제 시작하는지 정확하게 알 수는 없지만 몇 가지 신호가 있어요. 가슴이 부풀고 음모가 나면 첫 생리가 가까워지고 있다는 뜻이에요. 또 팬티에 투명하고 끈적끈적한 것이 묻어나요. '냉'이라는 질 분비물로 생리를 준비하는 과정에서 여성 호르몬의 영향을 받아 나오는 거예요. 대개 냉이 나오면 1년 안에 생리를 시작해요. 유전적인 영향도 받으므로 어머니의 첫 생리 시기와 비슷할 수도 있어요.

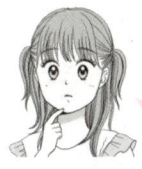

Q 첫 생리를 시작한 걸 가족에게 비밀로 해도 될까요? 창피하거든요.

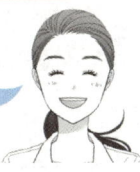

A 가족에게 알려 두면 곤란할 때 도움을 받을 수 있어요.

생리는 병이 아닌 자연스런 몸의 변화예요. 생리를 시작하면 가족에게 꼭 알려야 해요. 생리 용품을 사야 할 때나 몸이 안 좋을 때 도움을 받을 수 있거든요. 말하기 어려운 경우에는 보건 선생님께 알리는 것도 좋아요.

궁금해요!

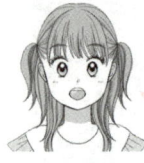

Q 몸무게가 40kg을 넘어야 생리가 시작된다는데 정말인가요?

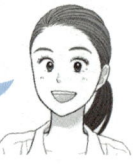

A 몸무게는 크게 상관없어요. 체지방이 더 중요해요.

첫 생리를 하는 시기는 몸무게보다 체지방에 따라 달라져요. 체지방이란 몸속에 있는 지방이에요. 첫 생리는 체지방률이 17% 정도일 때 시작해요. 너무 말라서 체지방이 적으면 생리 시작이 늦을 수도 있어요.

생리에 관한 소문들

조숙한 아이는 첫 생리가 빠르다?

나이에 비해 정신적인 성장이 빨라 조숙한 것과 신체의 성장인 가슴이 부푸는 것은 관계가 없어요. 때문에 정신적인 성장이 빠른 아이에게 생리가 빨리 온다는 것은 틀린 이야기예요.

생리를 시작하면 더 이상 키가 안 큰다?

첫 생리가 왔다고 해서 키 성장이 바로 멈추지 않아요. 생리를 시작한 다음에도 평균 4~6cm 정도 키가 자라는 것으로 알려져 있어요.

친구가 생리를 하면 나도 한다?

정상적인 생리 주기는 25~28일이에요. 친구와 생리 주기가 한 번 겹치면 다음 주기도 겹치기 쉽기 때문에 그렇게 느끼는 것뿐이에요. 결코 친구따라 주기가 옮겨 가는 것이 아니에요.

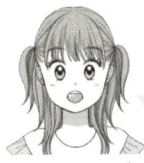

Q 만약 15세가 되어도 생리를 하지 않으면 무슨 문제가 있는 건가요?

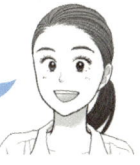

A 자궁이나 난소에 이상이 있을지도 몰라요.

15세가 지나도 생리를 시작하지 않는 것을 '지발 월경'이라고 해요. 여성 호르몬의 양이 적거나, 자궁이나 난소에 이상이 있을 가능성도 있어요. 특별히 몸 상태가 나쁘지 않아도 산부인과에서 진찰을 받으세요.

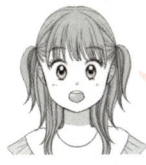

Q 생리를 하면 좋은 점이 있나요?

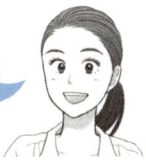

A 질병을 예방하고 뼈가 튼튼해져요.

생리에 대해 '매달 너무 번거롭다', '왜 하는지 모르겠다' 같은 말을 많이 해요. 하지만 생리는 우리 몸의 여성 호르몬이 제 역할을 잘하고 있다고 다달이 알리는 거예요. 생리에 문제가 있으면 몸의 이상을 알아차릴 수 있어요. 여성 호르몬은 질병을 예방하고, 뼈를 튼튼하게 만들고, 피부를 빛나게 만들어요. 생리를 제때 하지 않는 것이 더 문제라고 생각하면 생리를 반갑게 맞이할 수 있겠죠?

이것만은 꼭 기억해요

1. 가슴이 부풀고 음모가 나면 곧 첫 생리가 다가온다는 신호예요.

2. 생리 시작은 몸무게보다 체지방이 좌우해요. 체지방이 어느 정도 있어야 생리를 시작할 수 있어요.

3. 정신적으로 조숙하다고 해서 생리가 빨리 오지 않아요. 첫 생리를 하는 시기는 마음의 상태와는 관계가 없어요.

4. 15세가 지나도 생리가 시작되지 않는다면, 몸에 문제가 있을 수 있어요. 반드시 병원에서 진찰을 받아야 해요.

5. 생리를 한다는 것은 우리 몸에 꼭 필요한 여성 호르몬이 제 역할을 하고 있다는 의미예요.

생리를 하면 무엇을 어떻게 해야 하나요?

첫 생리 용품 고르기 | 생리에 대해 제대로 알기 | 생리 주기를 자세히 | 두려운 신체 변화

생리 용품은 어떻게 선택하면 되나요? 생리는 왜 시작되는 건가요? 생리 기간이 끝나면 몸은 어떻게 달라지나요? 생리에 대해 궁금한 것들을 알아봅시다.

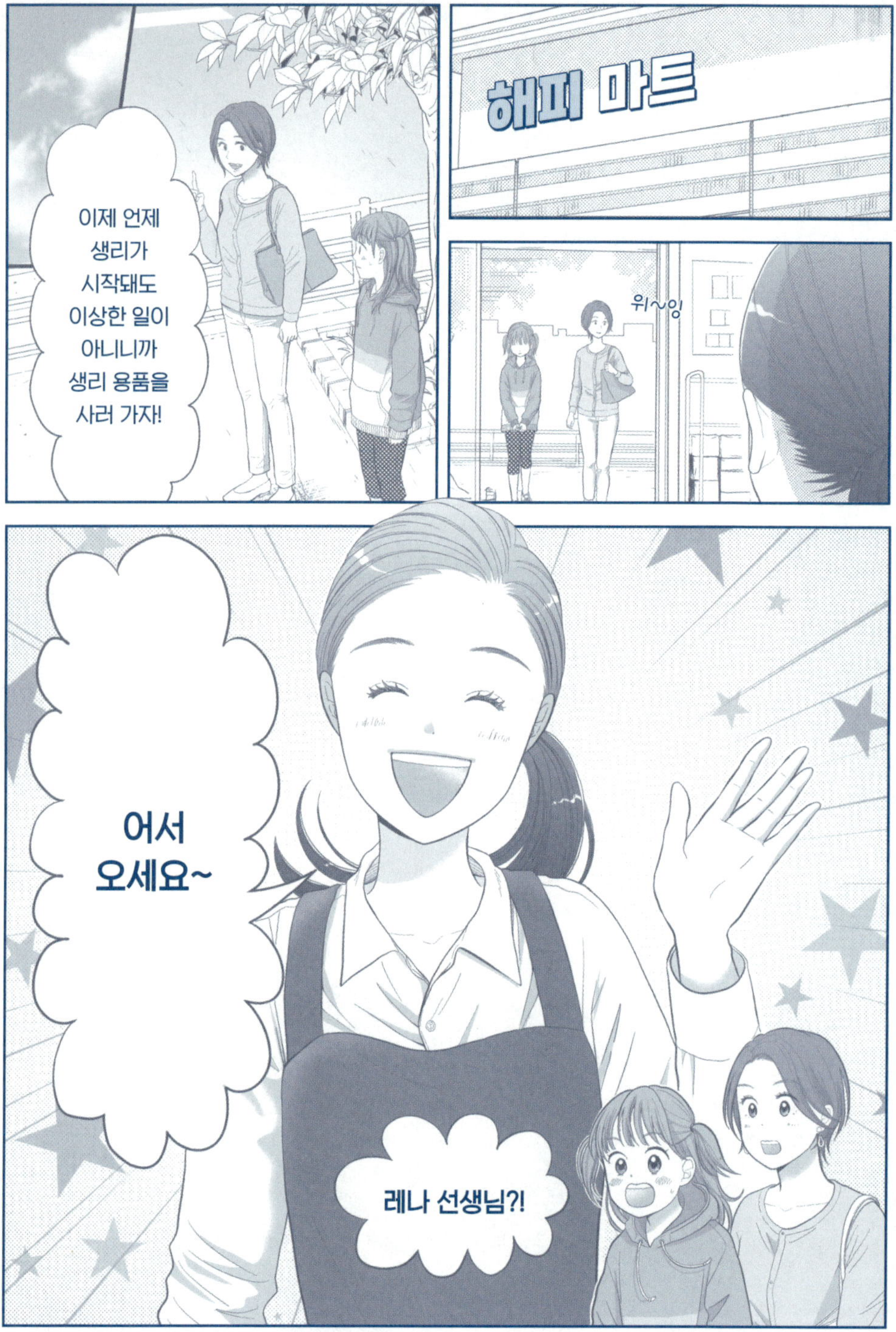

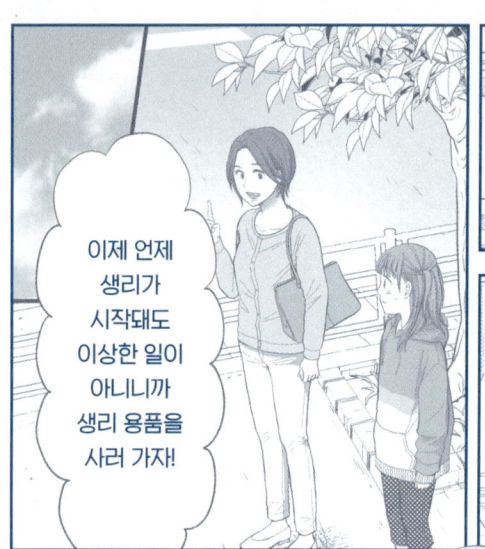
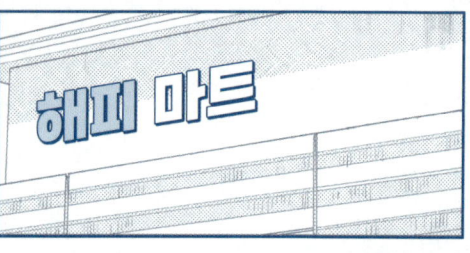
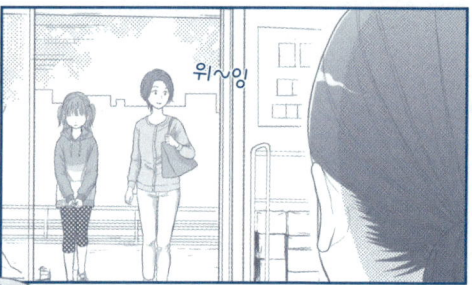

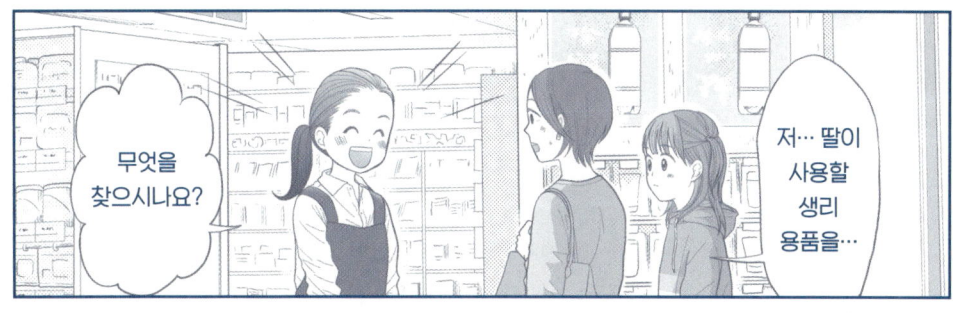

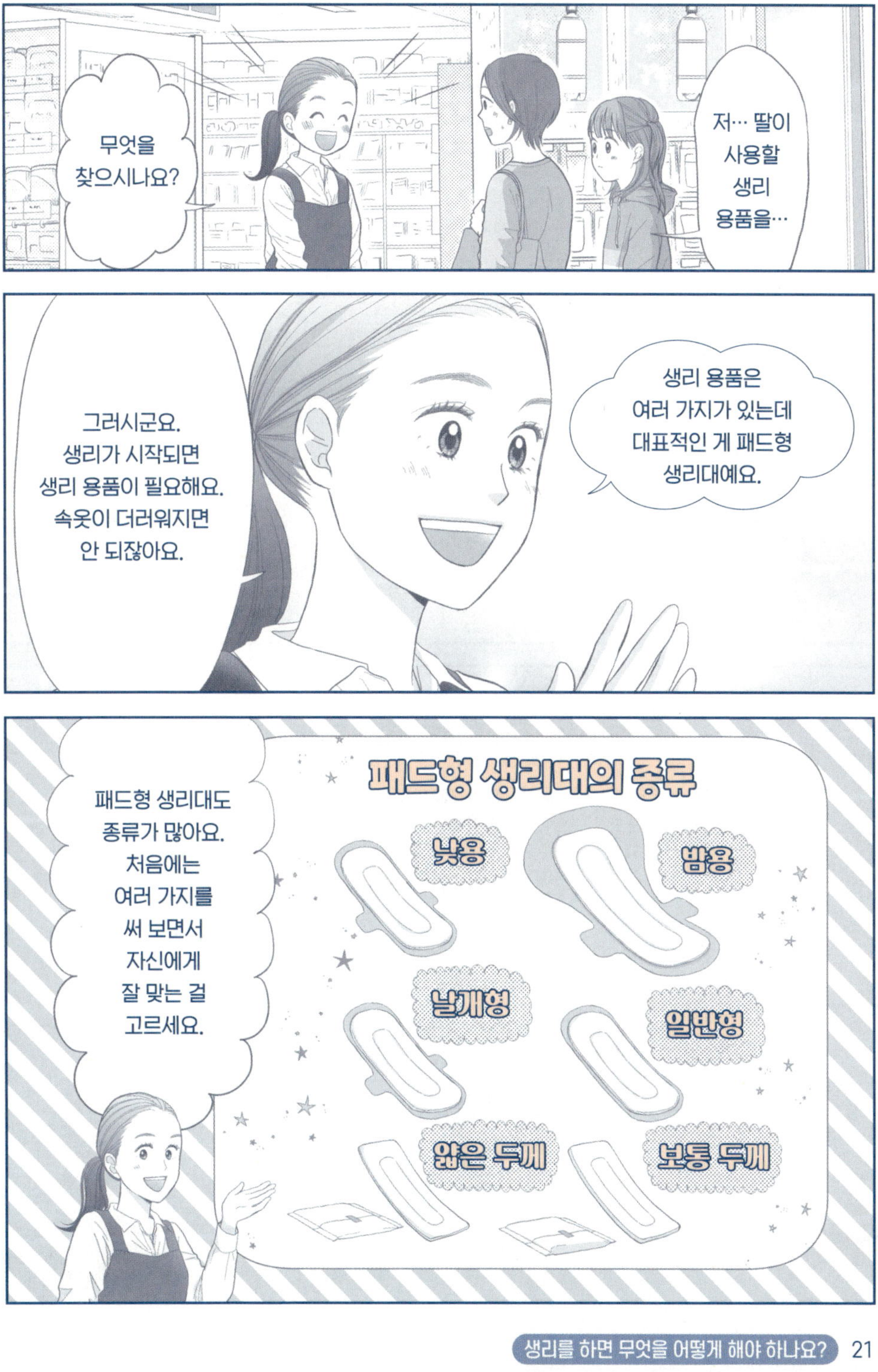

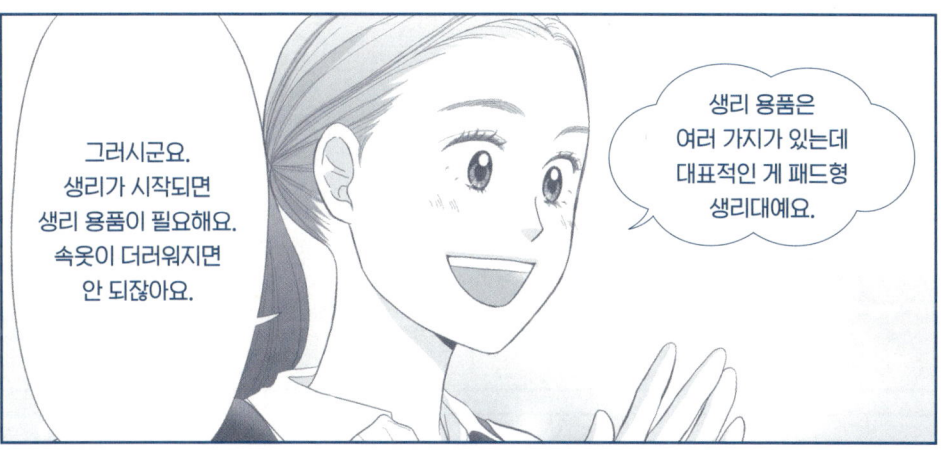

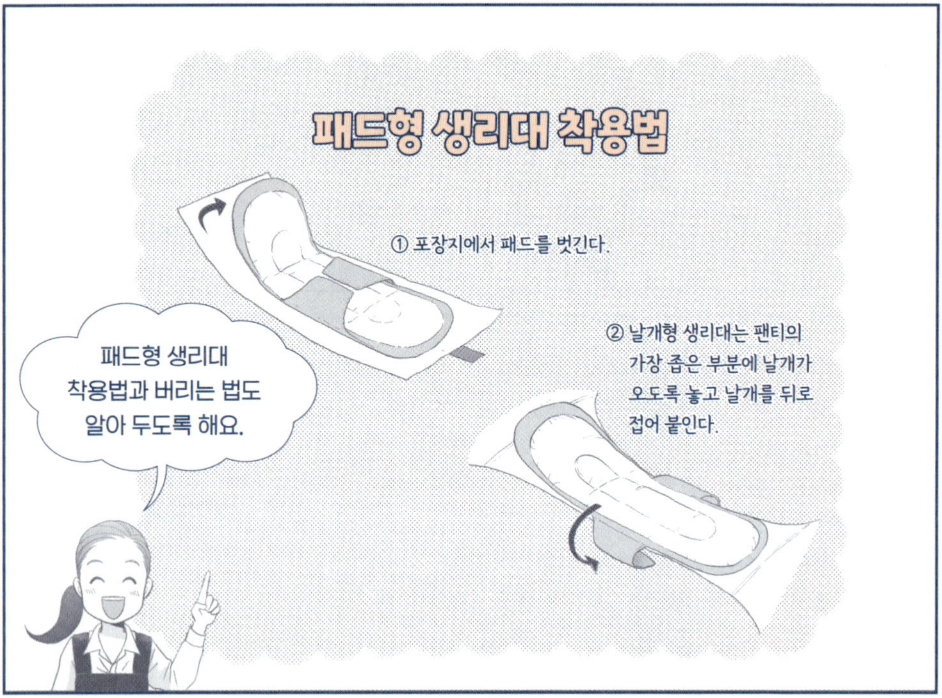

패드형 생리대 착용법

① 포장지에서 패드를 벗긴다.

② 날개형 생리대는 팬티의 가장 좁은 부분에 날개가 오도록 놓고 날개를 뒤로 접어 붙인다.

패드형 생리대 착용법과 버리는 법도 알아 두도록 해요.

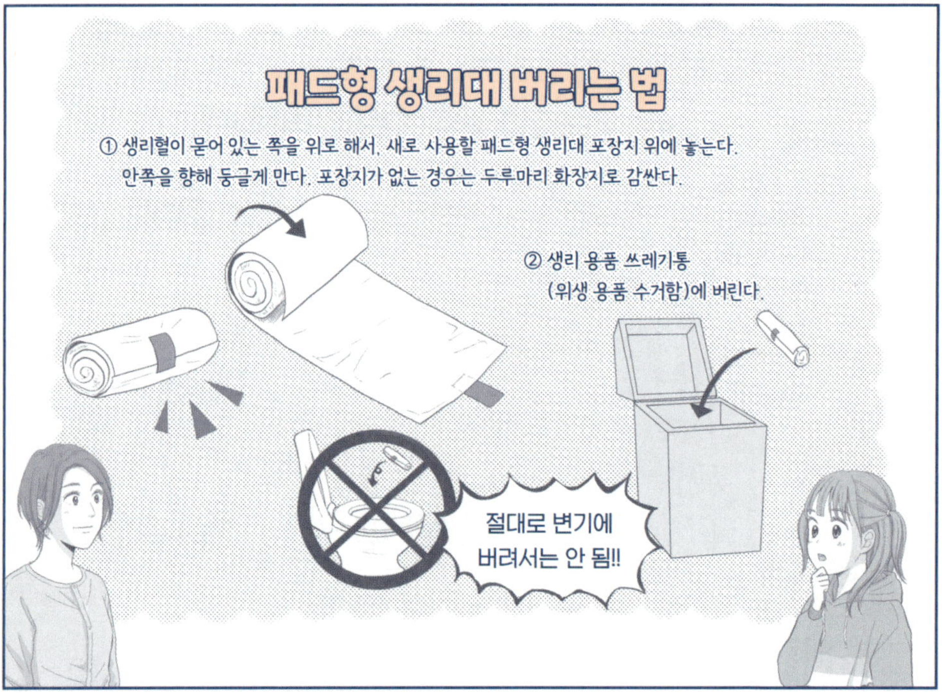

패드형 생리대 버리는 법

① 생리혈이 묻어 있는 쪽을 위로 해서, 새로 사용할 패드형 생리대 포장지 위에 놓는다. 안쪽을 향해 둥글게 만다. 포장지가 없는 경우는 두루마리 화장지로 감싼다.

② 생리 용품 쓰레기통 (위생 용품 수거함)에 버린다.

절대로 변기에 버려서는 안 됨!!

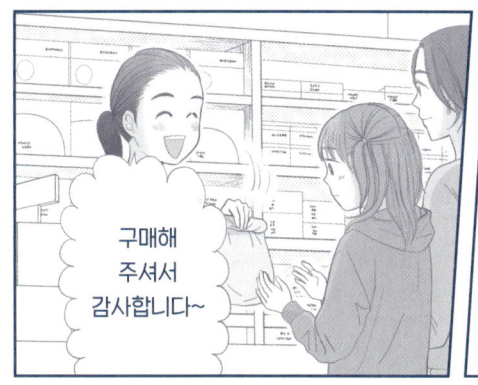
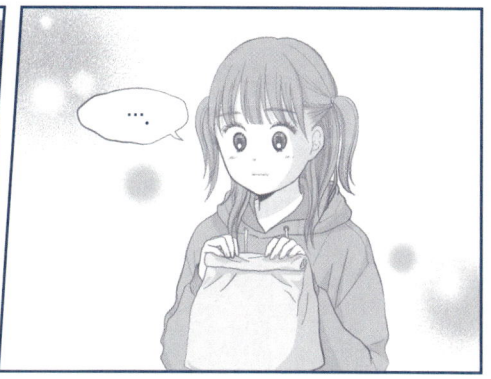
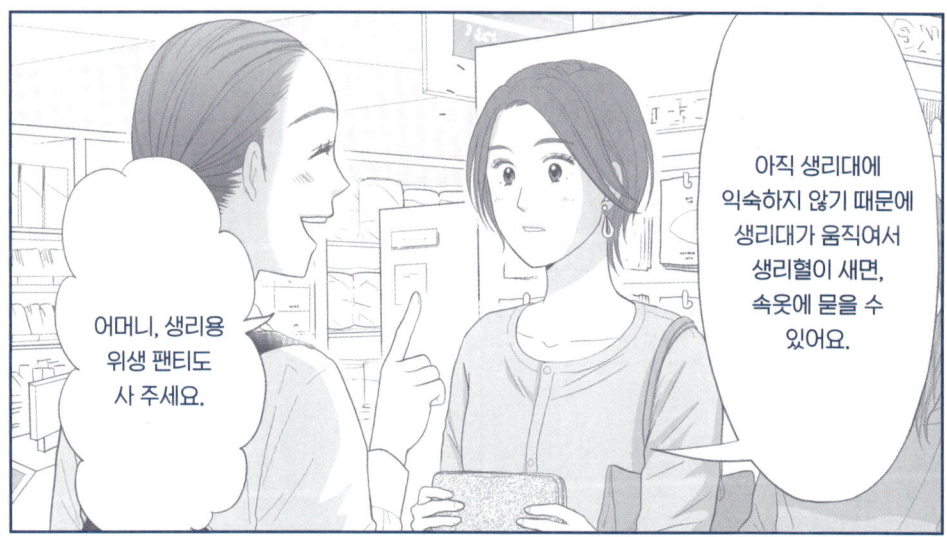
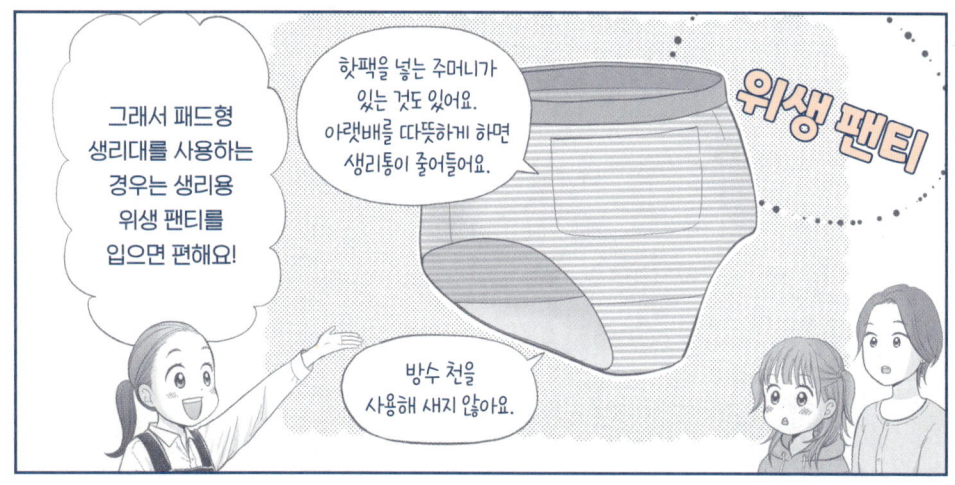

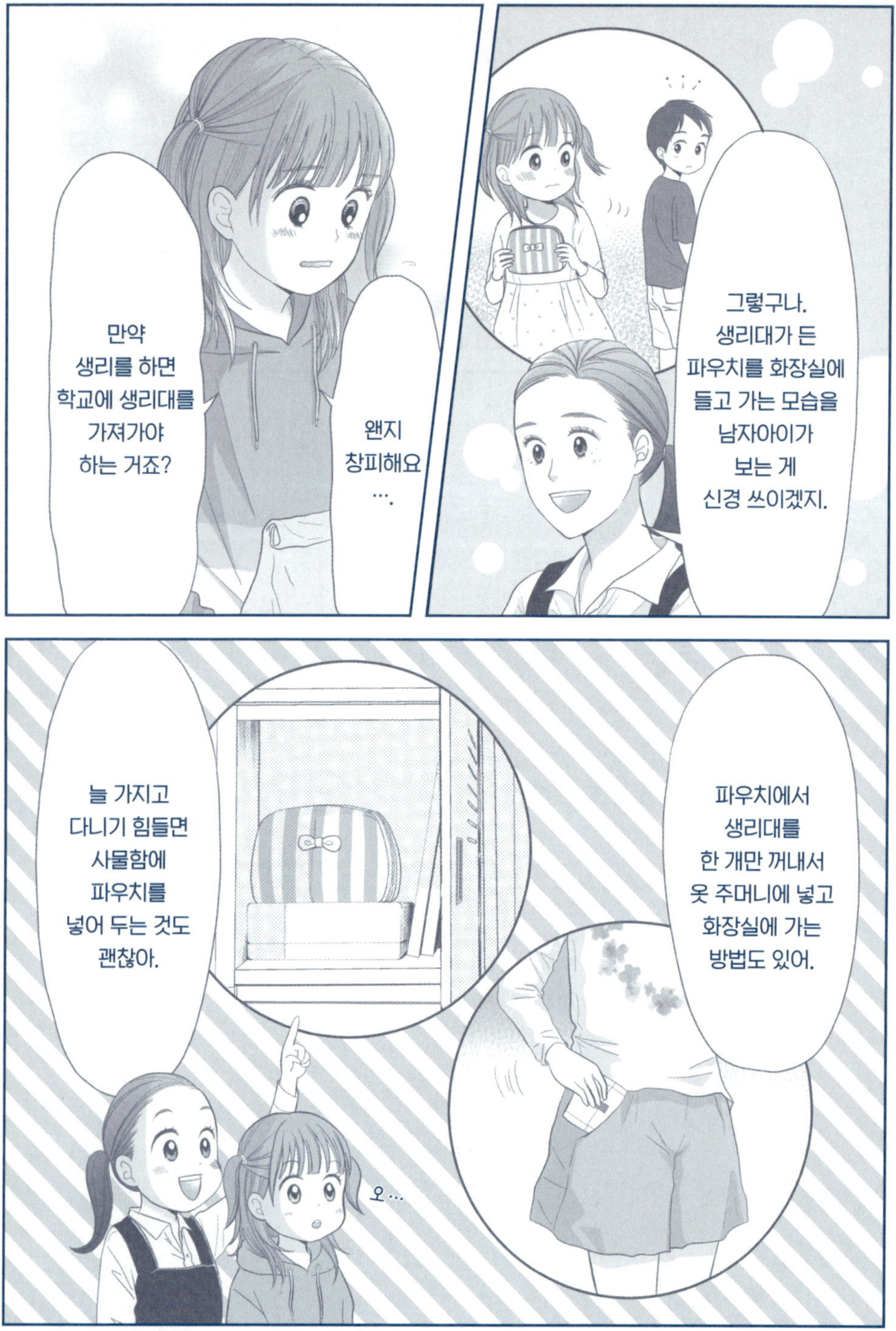
만약
생리를 하면
학교에 생리대를
가져가야
하는 거죠?
왠지
창피해요
….
그렇구나.
생리대가 든
파우치를 화장실에
들고 가는 모습을
남자아이가
보는 게
신경 쓰이겠지.
늘 가지고
다니기 힘들면
사물함에
파우치를
넣어 두는 것도
괜찮아.
오…
파우치에서
생리대를
한 개만 꺼내서
옷 주머니에 넣고
화장실에 가는
방법도 있어.

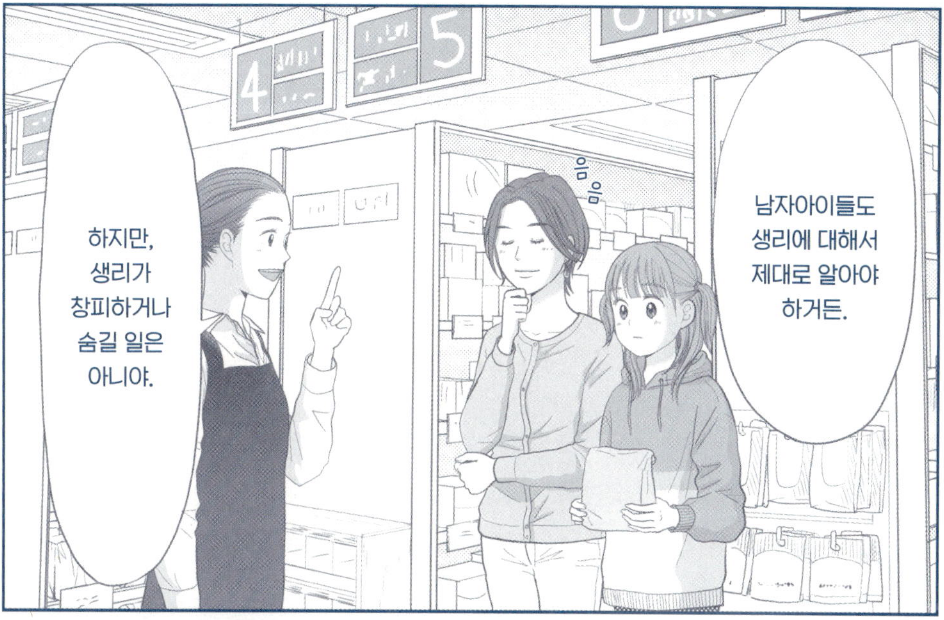

하지만, 생리가 창피하거나 숨길 일은 아니야.

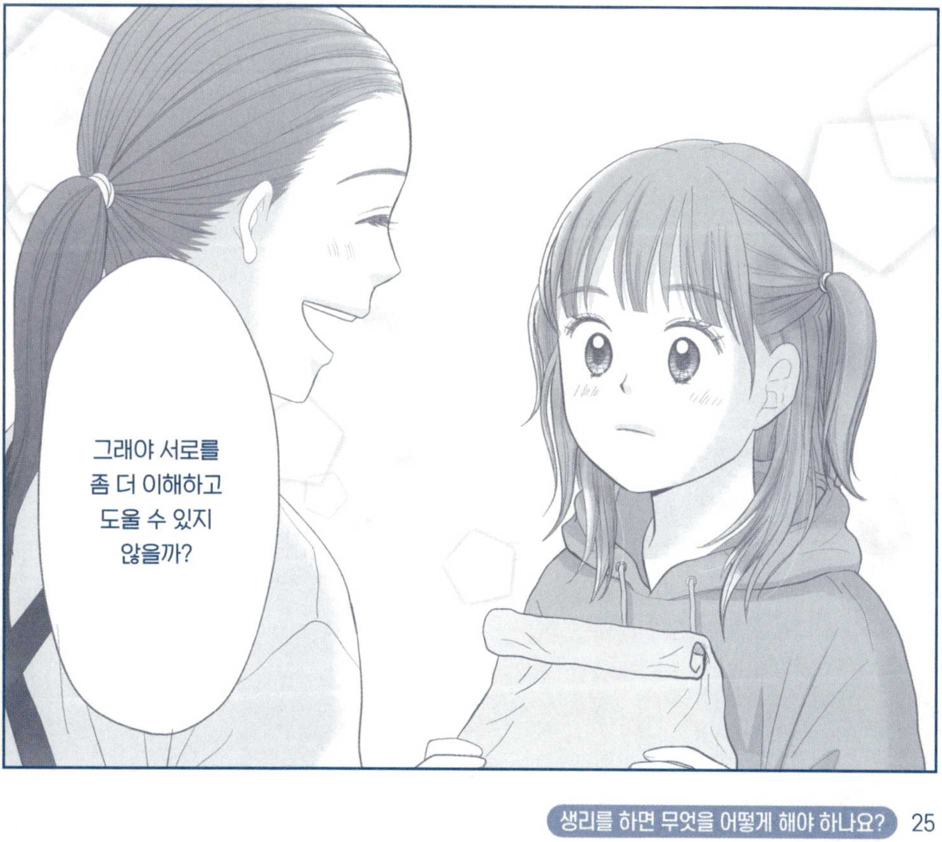

음음

남자아이들도 생리에 대해서 제대로 알아야 하거든.

그래야 서로를 좀 더 이해하고 도울 수 있지 않을까?

생리를 하면 무엇을 어떻게 해야 하나요?

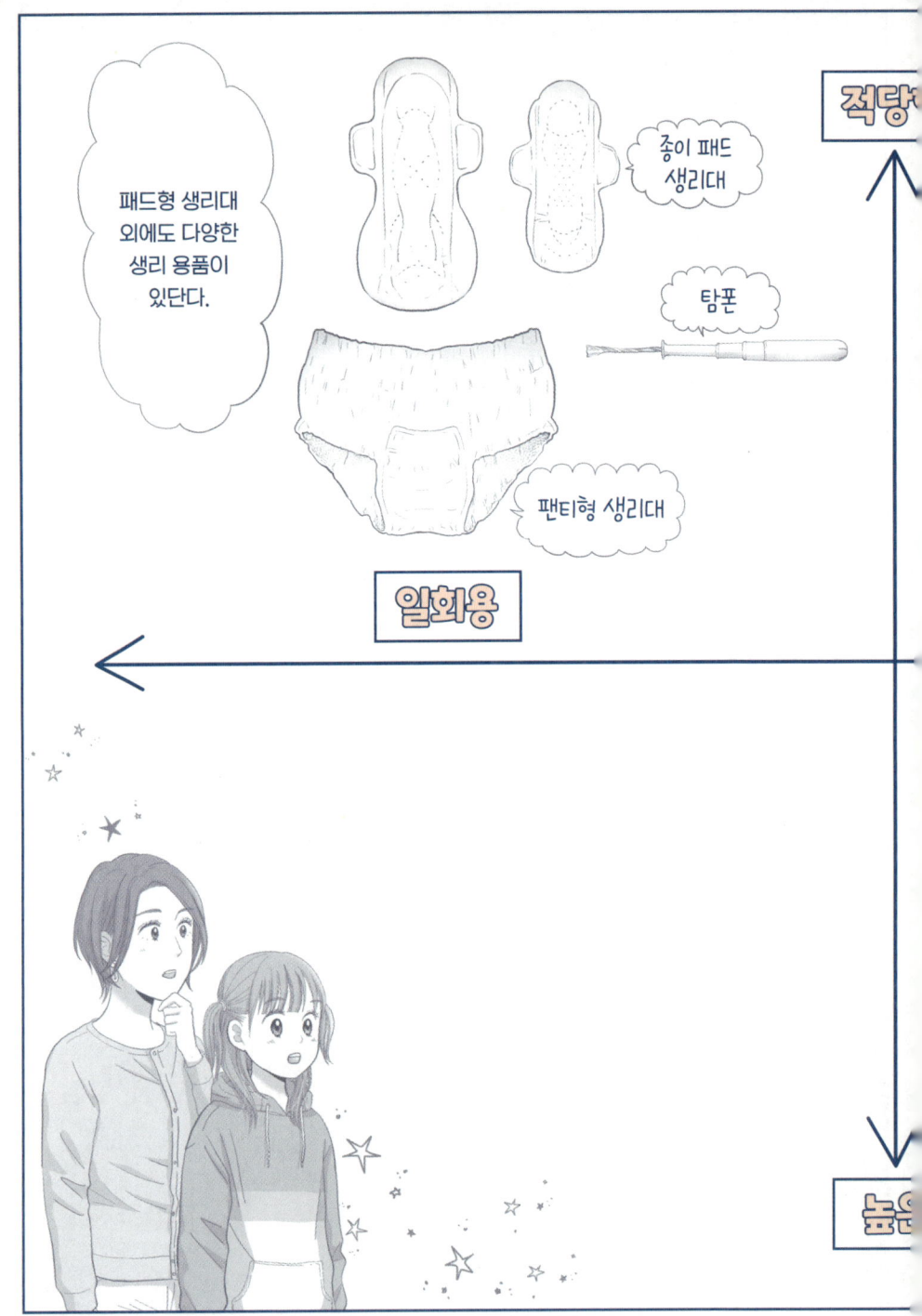

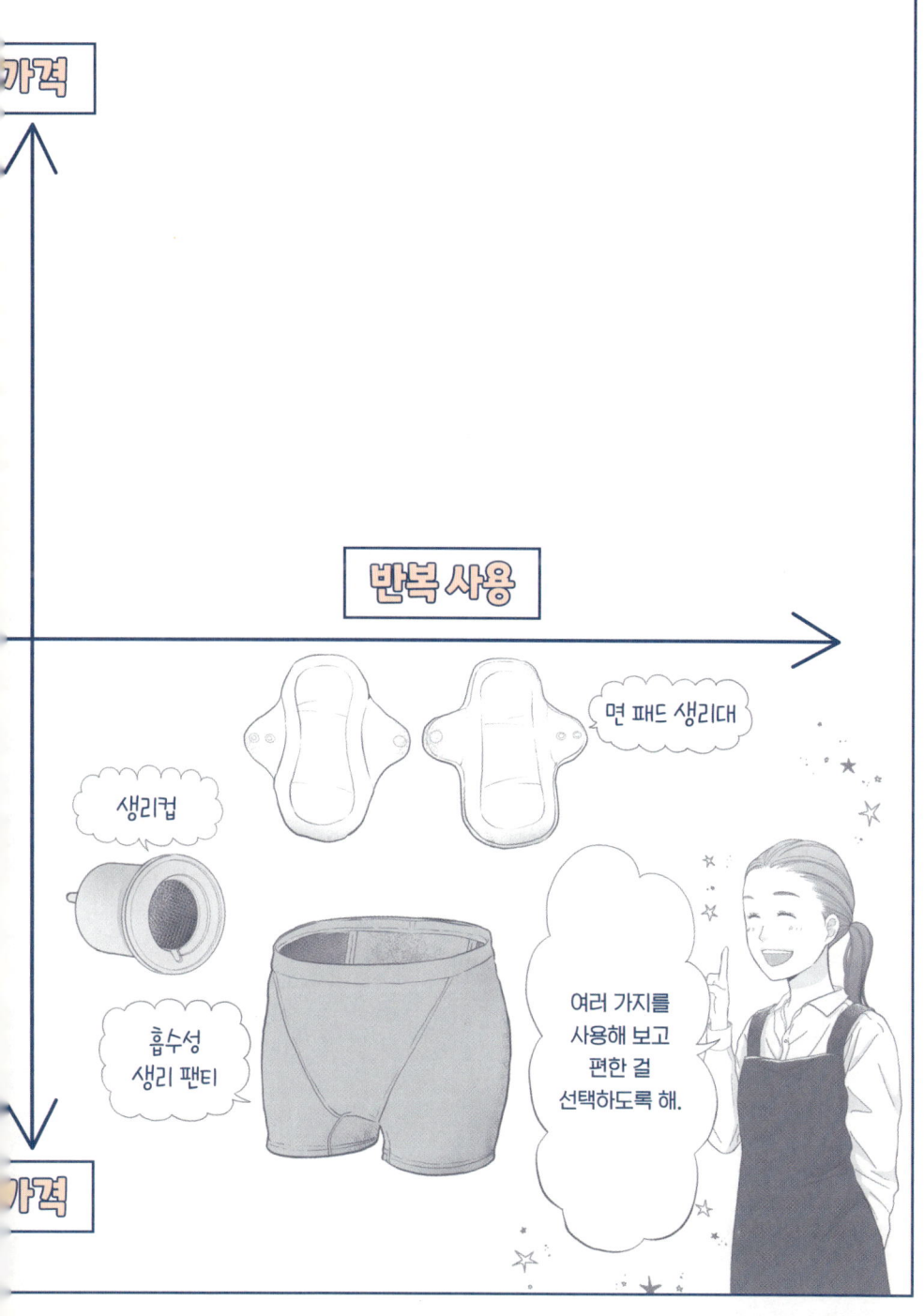

궁금해요!

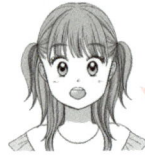

Q 생리 용품의 종류가 정말 많아요! 어떤 걸 사용해야 좋을지 모르겠어요.

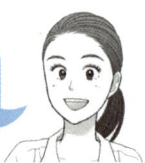

A 패드형 이외에도 다양한 종류가 있으니, 써 보고 자신에게 맞는 걸 선택하세요.

생리 용품은 사용 횟수에 따라 '일회용'과 '반복 사용'으로 나뉘고, 모양에 따라 패드형과 팬티형, 삽입형으로 나뉘어요. 생리혈의 양이나 생활 스타일, 생리 용품을 교체하는 횟수와 착용감 등을 고려해 골라 써 보도록 해요. 여러 가지를 사용해 보고 자신에게 맞는 것을 선택하는 지혜가 필요해요.

패드형 + 일회용

종이 패드 생리대

가장 일반적인 생리 용품으로, 팬티에 붙여서 사용해요. 양이 적은 날 용, 오버나이트 등 제품 구성이 다양해요. 마트나 편의점, 약국, 인터넷 쇼핑몰 등에서 살 수 있어요. 크기와 개수에 따라 가격이 다른데, 보통 15개 내외가 들어 있는 것이 4000~7000원 정도예요.

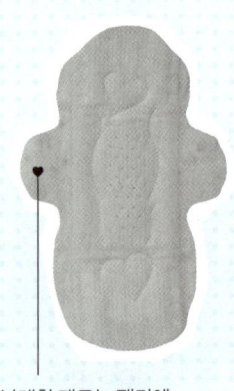

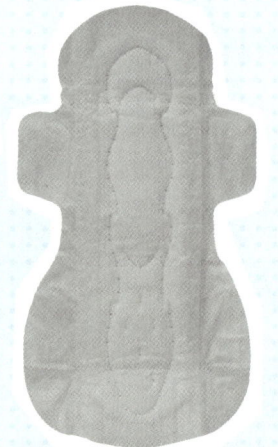

오버나이트는 엉덩이 부분이 길고 넓어요.

날개형 패드는 팬티에 고정할 수 있어 패드가 쉽게 움직이지 않아요.

패드형+반복 사용

면 패드 생리대

천연 소재인 면으로 만들었어요. 과탄산소다나 세제에 담궈 두면 오염 물질을 쉽게 제거할 수 있어 반복 사용할 수 있어요. 인터넷 쇼핑몰이나 약국 등에서 살 수 있어요. 크기와 개수에 따라 가격이 다양해요. 보통 크기 기준으로 1개에 3000~5000원 정도예요.

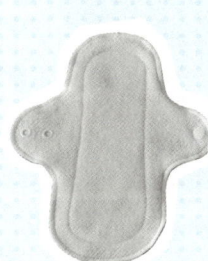

장점
- 천연 소재라 피부에 좋아요.
- 반복해서 사용할 수 있어서 경제적이고 친환경적이에요.

단점
- 세탁이 번거로워요.
- 바깥에 가지고 다니기 불편해요.

사용법

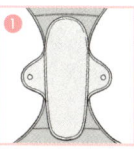
① 생리혈을 흡수하는 쪽이 위로 가게 팬티에 대요.

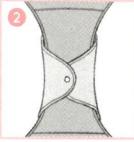
② 날개 부분은 아래로 내려 스냅 버튼을 채워요.

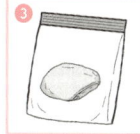
③ 사용하고 난 생리대는 비닐봉지 등에 넣어서 가지고 와요.

장점
- 일회용이기 때문에 위생적이에요.
- 바깥에서 사용하기 편리해요.
- 세탁할 필요가 없어요.

단점
- 팬티에 붙여도 쉽게 움직여요.
- 화학 흡수제를 사용하기에 피부에 좋지 않아요.

착용법, 버리는 법은 22쪽을 참고하세요!

팬티에 패드 착용하기

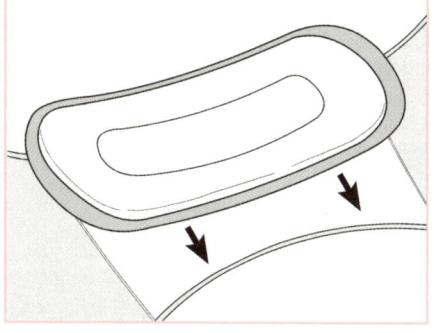

포장지에서 패드를 떼어 냈으면 위생 팬티의 가장 좁은 부분에 맞춰서 패드를 위에 놓아요. 날개형이라면 날개를 뒤쪽으로 접어 붙여요.

궁금해요!

팬티형+일회용

팬티형 생리대

팬티처럼 입는 생리대. 일회용으로 생리혈의 양이 많은 날이나 잠잘 때 사용하면 편리해요. 마트나 약국 등에서 살 수 있어요. 크기와 개수에 따라 가격이 다양하며, 보통 1개에 700~1500원 정도예요.

장점
- 자는 동안 새는 불안을 느끼지 않고 잘 수 있어요.
- 착용감이 느껴지지 않아요.
- 움직임이 많은 활동을 해도 걱정되지 않아요.

단점
- 가지고 다니거나 버릴 때 부피가 커요.
- 입고 벗기가 번거로워요.

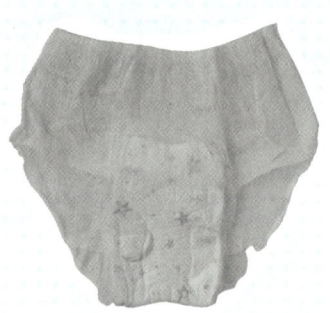

팬티형+반복 사용

흡수성 생리 팬티

팬티 자체에 액체를 흡수하는 소재가 붙어 있어요. 미지근한 물로 오염을 제거한 후에 세탁기에 넣어 빨아 주세요. 소재나 개수에 따라 가격이 다양한데, 보통 1장에 2~3만 원 정도예요. 약국이나 인터넷 쇼핑몰에서 살 수 있어요.

장점
- 입기만 하면 되기 때문에 편해요.
- 평상시의 팬티와 같은 착용감이에요.

단점
- 외출 시에는 갈아입기 어려워요.
- 애벌빨래를 하는 수고가 들어요.

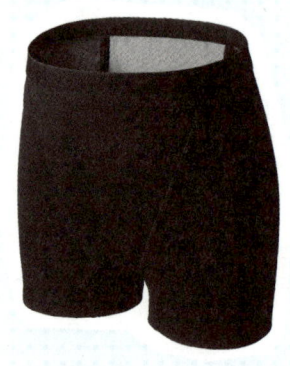

삽입형+일회용

탐폰

흡수체를 질에 넣어서 생리혈을 흡수하는 생리 용품이에요. 질 내에 세균이 들어가지 않도록 깨끗한 손으로 사용하고 2~4시간마다 교체해야 해요. 약국, 인터넷 등에서 살 수 있어요. 크기와 개수에 따라 가격이 다양한데, 보통 1개에 300~900원 정도예요.

장점
- 장시간 사용해도 잘 새지 않아요.
- 운동할 때 편리해요.

단점
- 잠자는 동안에는 교체가 어려워 쓸 수 없어요.
- 질에 상처가 있을 경우 세균 감염의 위험이 있어요.
- 부작용으로 독성쇼크증후군이 생길 수 있어요.

사용법

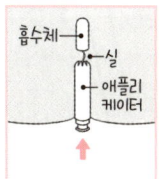

애플리케이터 통을 질에 천천히 넣어, 생리혈 흡수체를 밀어 넣은 뒤 애플리케이터는 천천히 빼서 버려요.

꺼내는 법

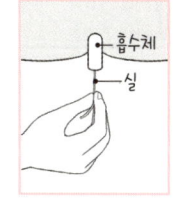

질 밖에 나와 있는 실을 천천히 잡아당겨 꺼내요. 화장지에 싸서 생리 용품 쓰레기통에 버려요.

삽입형+반복 사용

생리컵

부드러운 실리콘 컵을 질에 넣어 생리혈을 받아요. 사용 중에는 하루에 한 번 세척해요. 약국이나 인터넷 쇼핑몰에서 구입할 수 있어요. 1개에 약 1만 원부터 비싼 것은 5만 원 이상도 있어요.

장점
- 장시간 사용해도 잘 새지 않아요.
- 반복해서 사용할 수 있어서 경제적이고 친환경적이에요.
- 냄새가 거의 없어요.

단점
- 익숙하게 사용하는데 시간이 걸려요.
- 가격이 다소 비싸요.
- 정기적으로 열탕 소독을 하고 건조해야 해요.

사용법

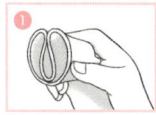

① 컵 입구 부분을 접어서 아래 부분을 잡아요.

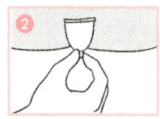

② 질 입구에서부터 꼬리뼈를 향해 천천히 넣어요.

교환법

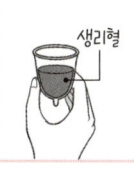

생리혈이 흐르지 않게 조심스럽게 꺼내서 생리혈을 변기에 버려요. 화장지로 닦고 다시 넣어요.

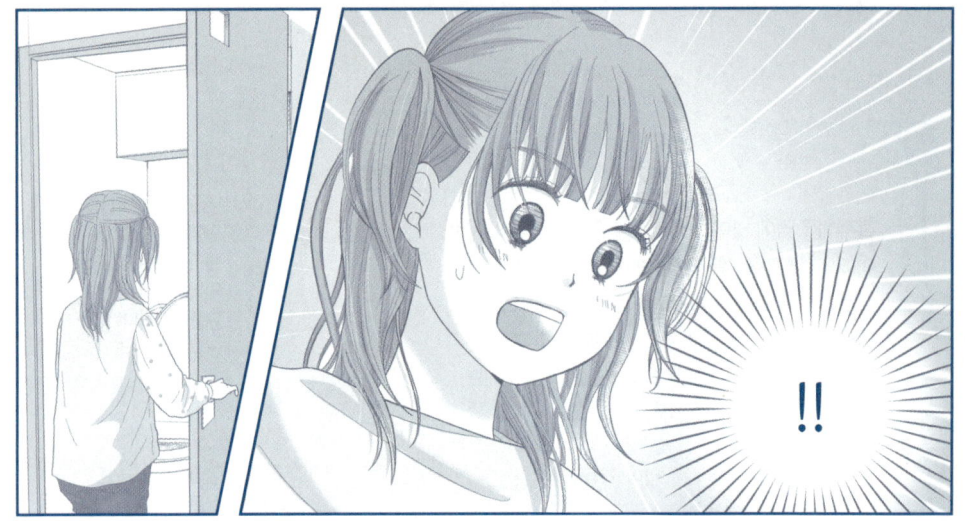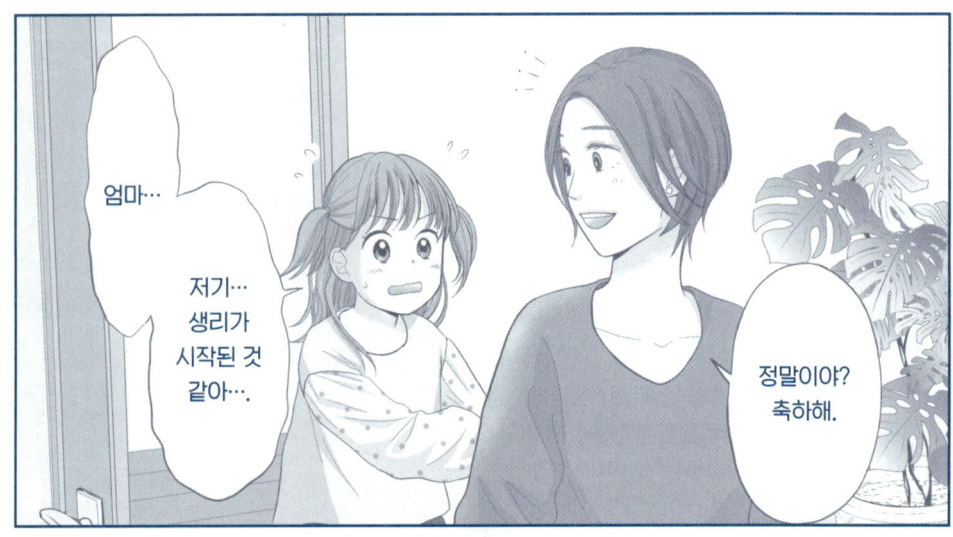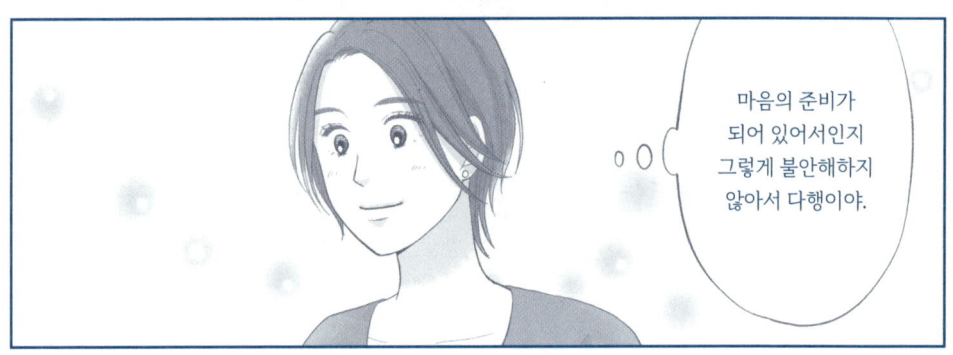

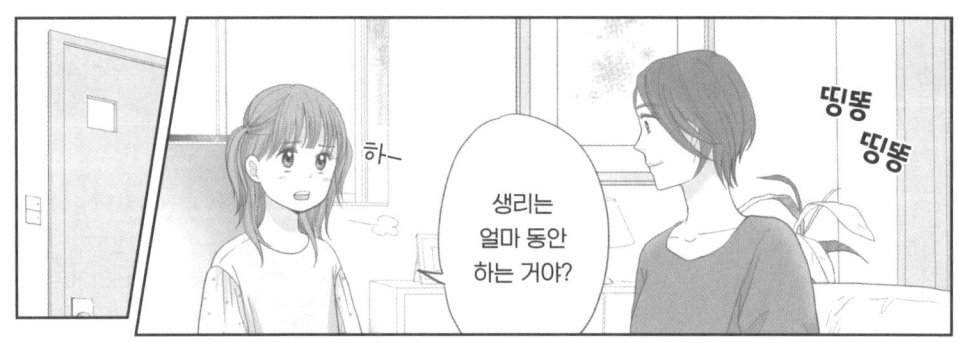

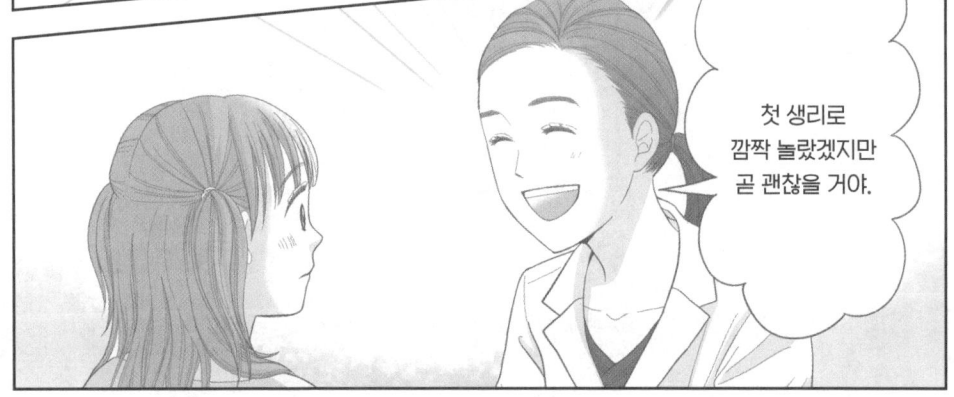

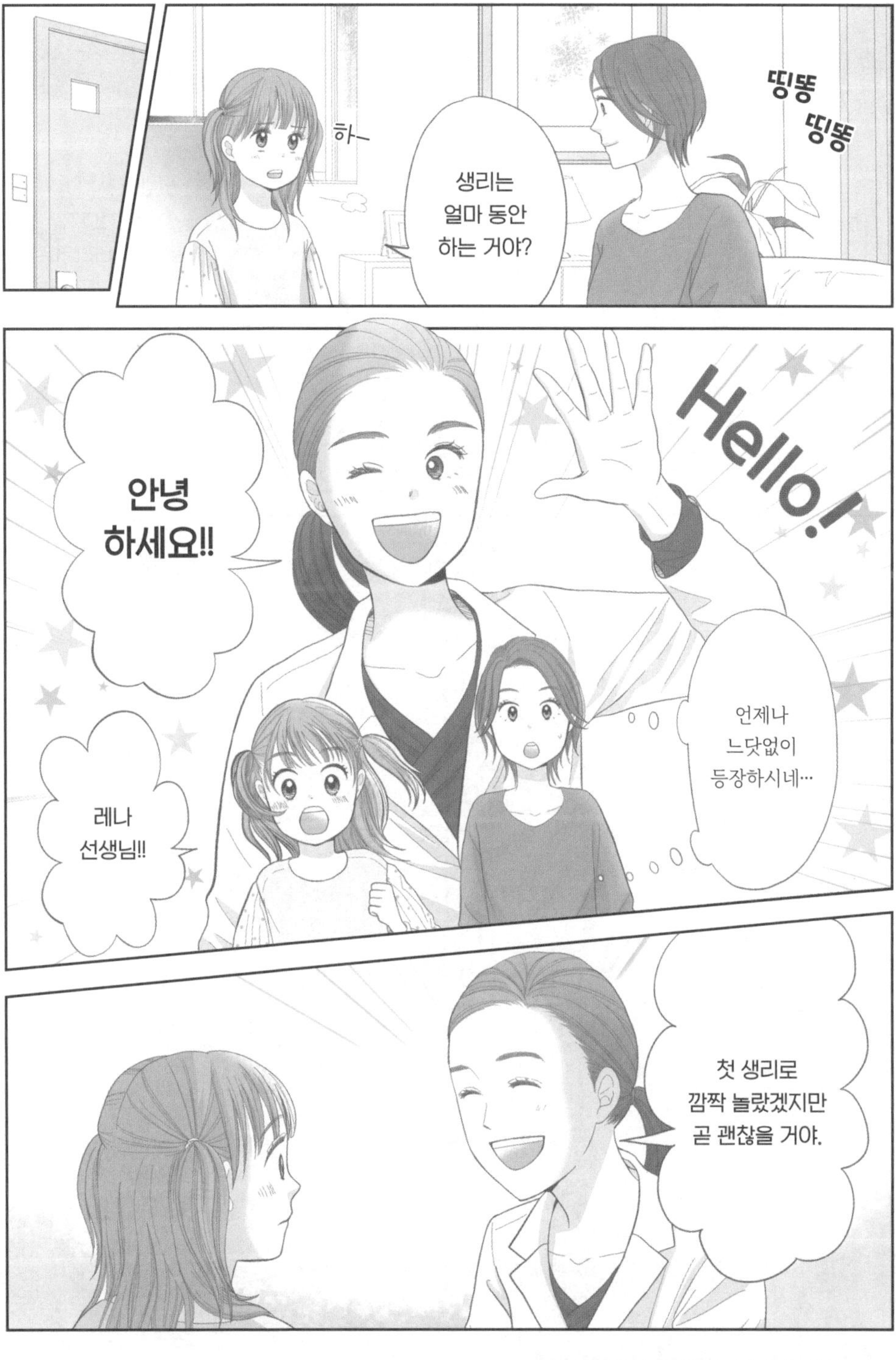

생리를 하면 무엇을 어떻게 해야 하나요?

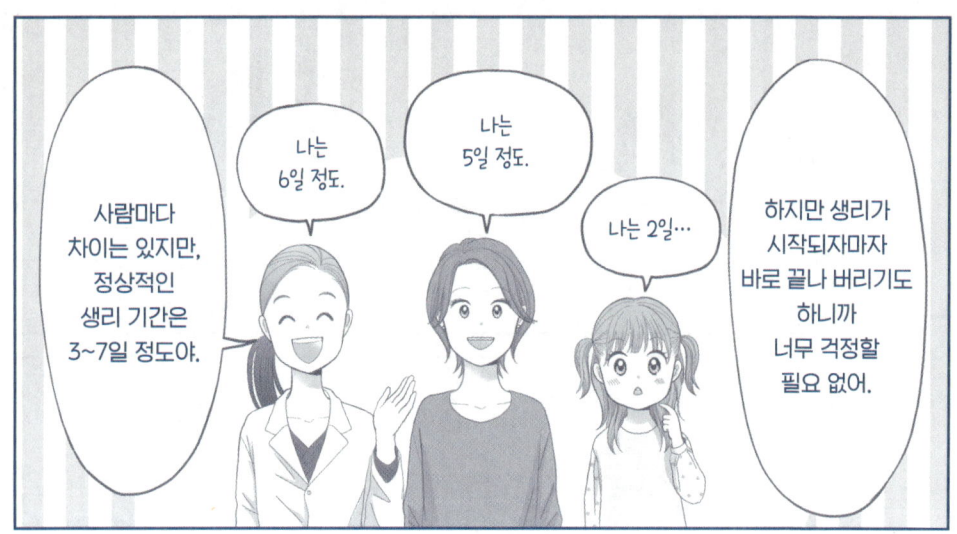

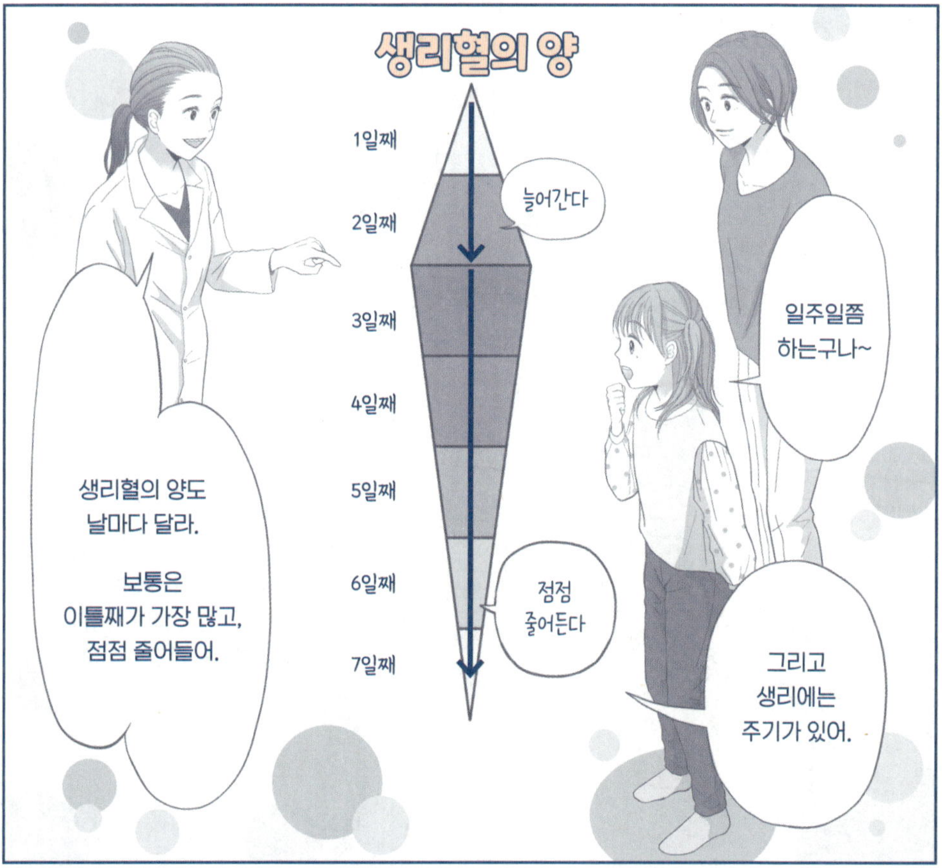

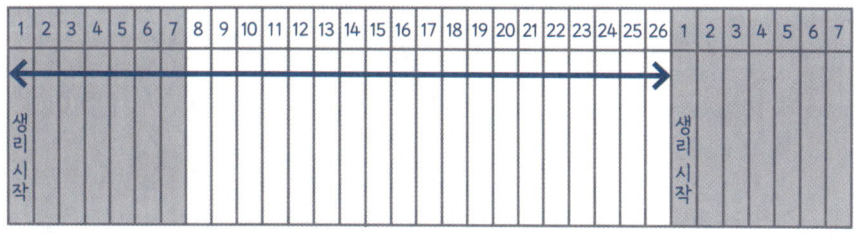
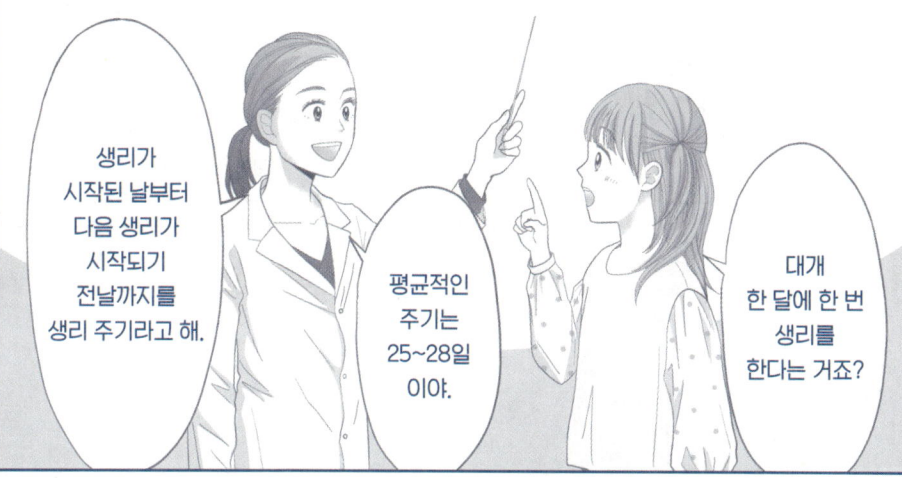
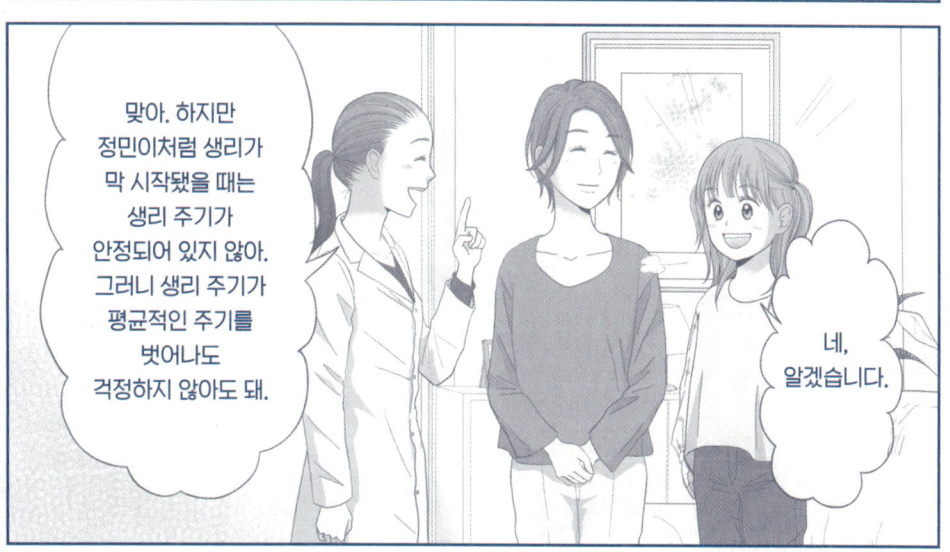

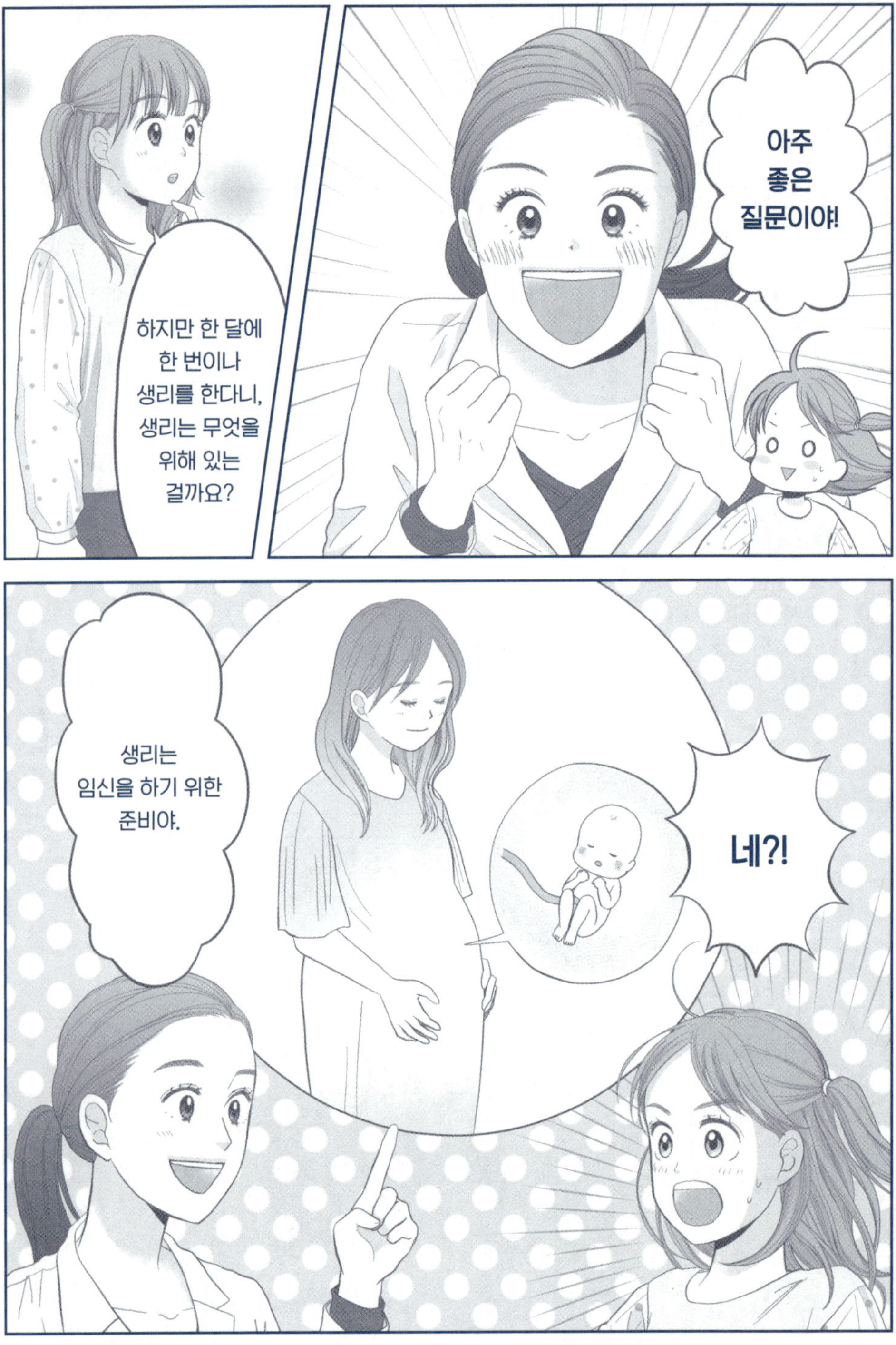
하지만 한 달에 한 번이나 생리를 한다니, 생리는 무엇을 위해 있는 걸까요?
아주 좋은 질문이야!
생리는 임신을 하기 위한 준비야.
네?!

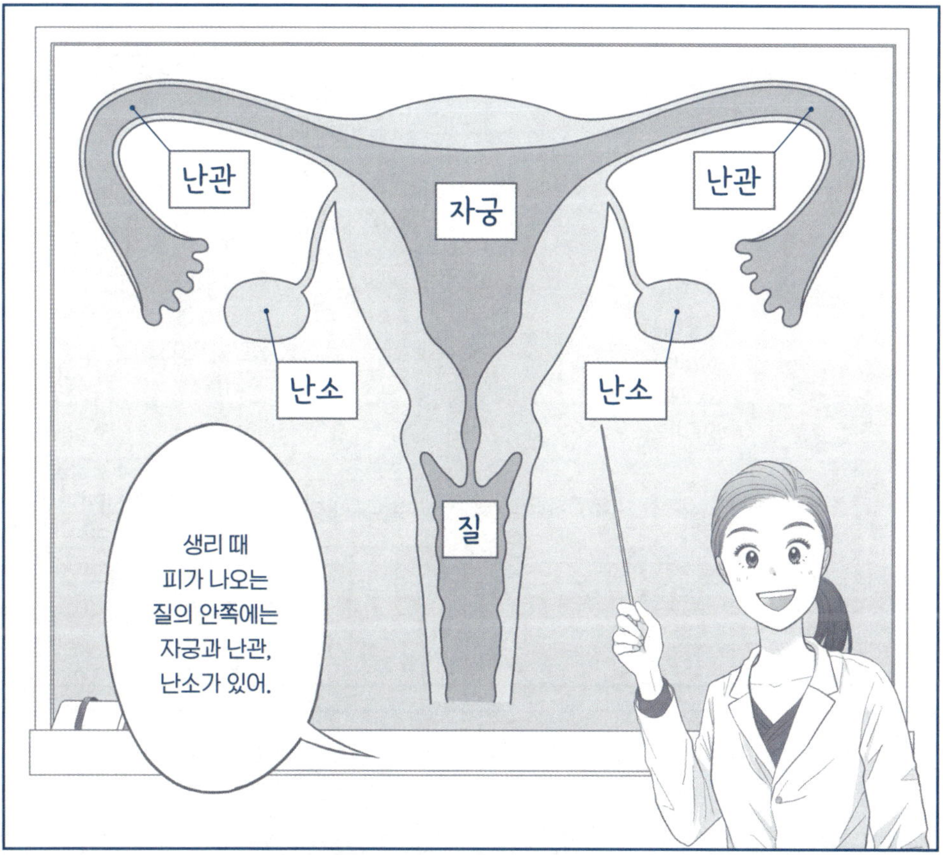

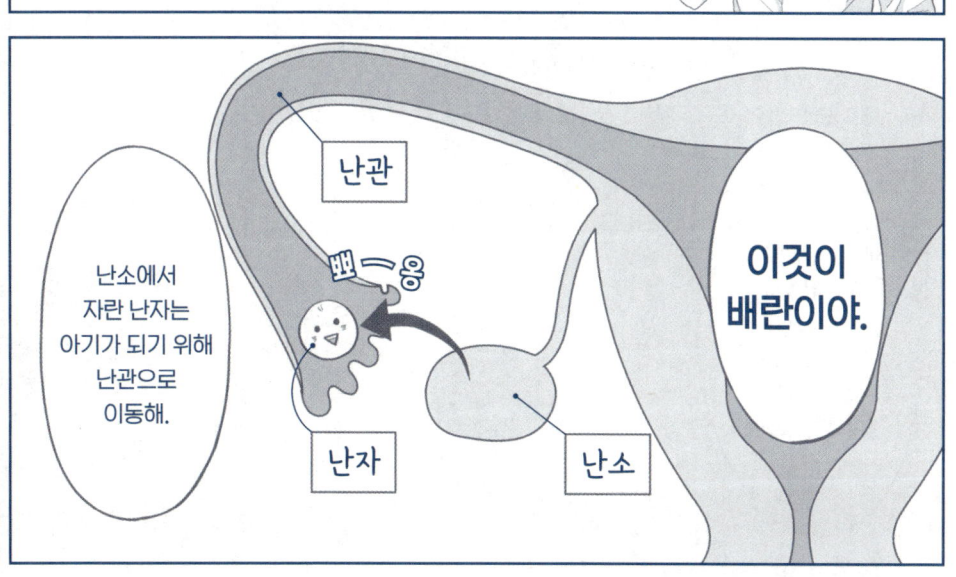

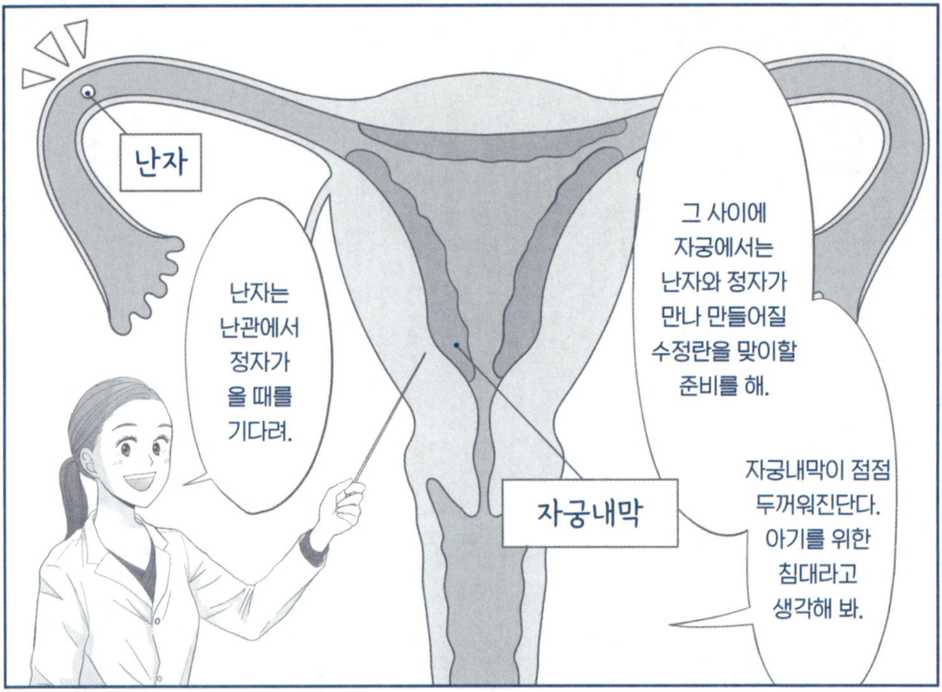

난자

난자는 난관에서 정자가 올 때를 기다려.

그 사이에 자궁에서는 난자와 정자가 만나 만들어질 수정란을 맞이할 준비를 해.

자궁내막

자궁내막이 점점 두꺼워진단다. 아기를 위한 침대라고 생각해 봐.

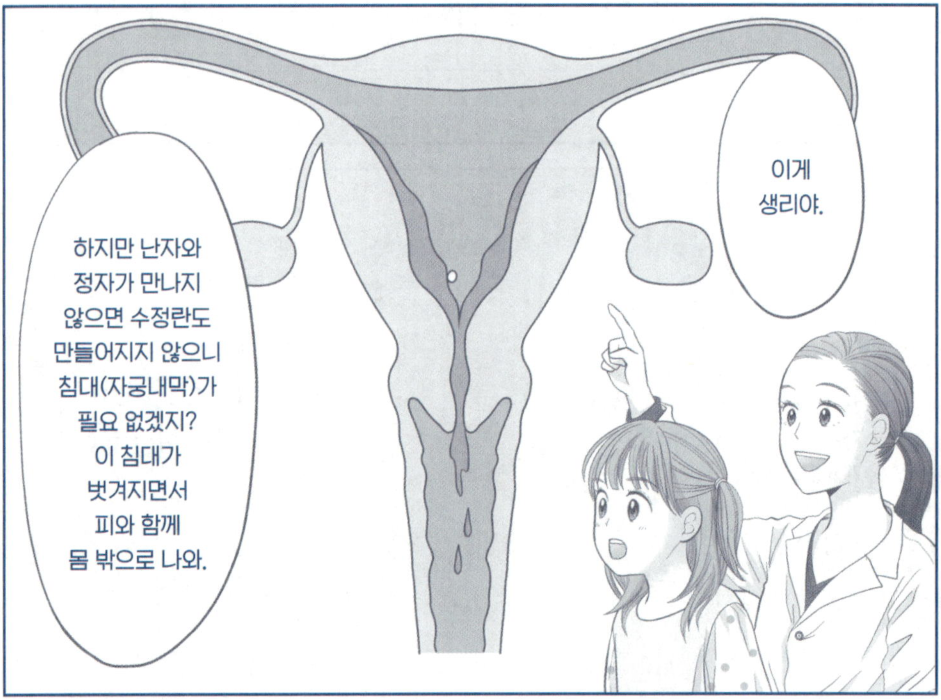

하지만 난자와 정자가 만나지 않으면 수정란도 만들어지지 않으니 침대(자궁내막)가 필요 없겠지? 이 침대가 벗겨지면서 피와 함께 몸 밖으로 나와.

이게 생리야.

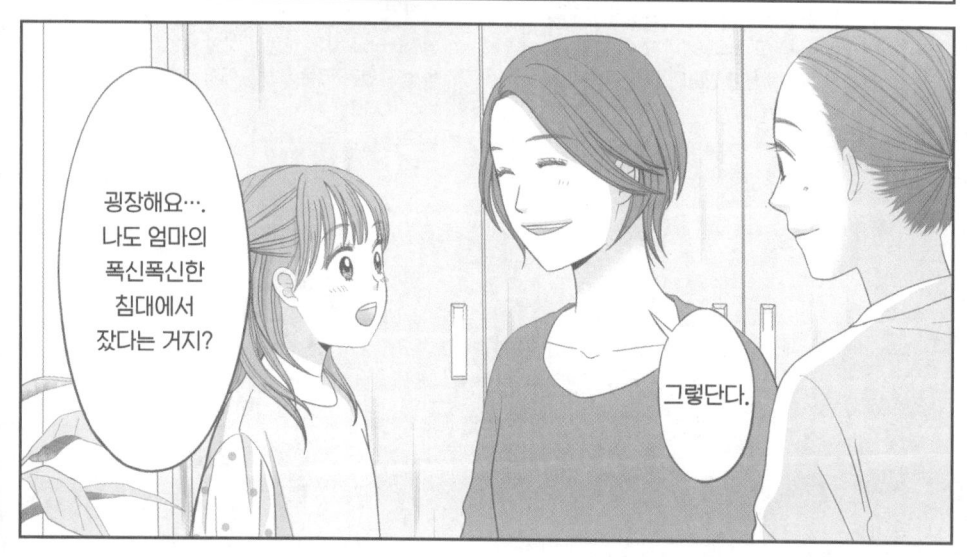

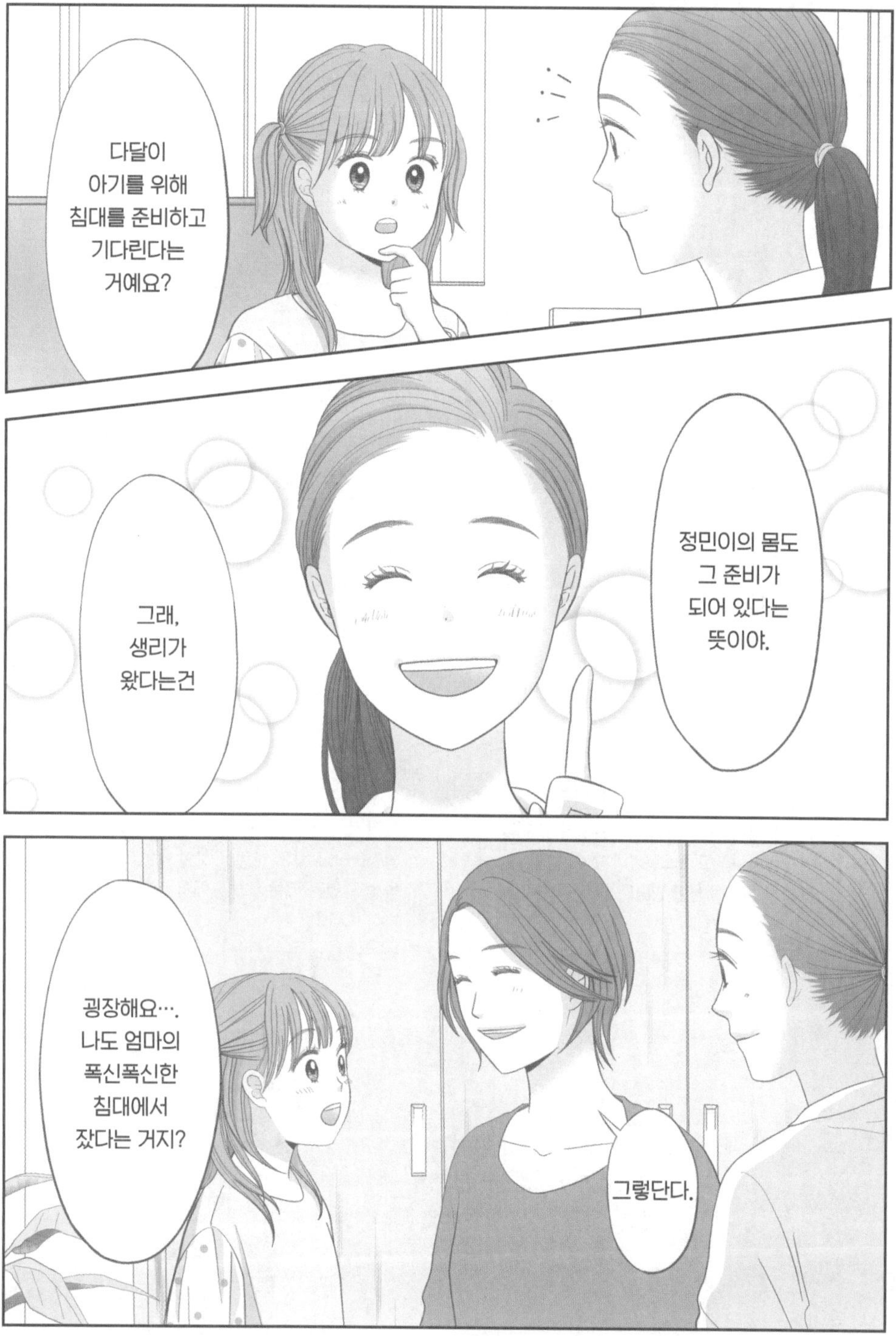

궁금해요!

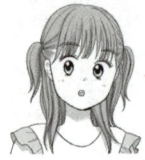

Q 생리는 매번 일정한 주기로 찾아오나요?

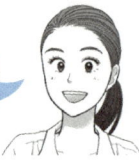

A 그때그때 몸 상태 등에 따라 달라요.

생리는 한 달에 한 번 한다고 알려져 있지만, 실제로는 25~38일마다 한 번 하는 것이 정상이에요. 25일 만에 하는 사람도 있고, 38일 만에 하는 사람도 있어요. 할 때마다 똑같은 주기로 하는 것도 아니기에 며칠 차이가 나는 것은 걱정할 필요가 없어요. 그래도 자신의 생리 주기를 알아 두면 미리 준비할 수 있어요. 여러분의 생리 주기를 꼭 확인하세요.

빈발 월경

생리 주기: 24일 이내

생리 주기가 24일 이내로 짧으면 빈발 월경이라고 해요. 생리 횟수가 많아지기 때문에 심한 빈혈이 생길 수 있어 치료가 필요해요.

희발 월경

생리 주기: 39일 이상, 3개월 이내

생리 주기가 39일 이상으로 길면 희발 월경이라고 해요. 배란을 하지 않을 가능성도 있기 때문에 병원에서 진찰을 받아 보세요.

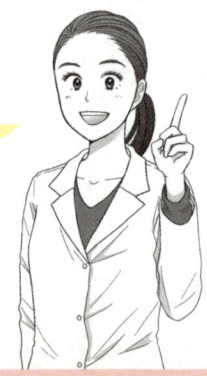

첫 생리 후 얼마 동안은 생리 주기가 불규칙한 경우가 많으니 상황을 잘 살펴보세요.

생리 주기를 기록하자!

자신의 생리 주기를 기록해 두면 편리해요. 다음 생리가 언제 올지 예상할 수 있기 때문에 앞으로의 계획을 세우기 쉬워요.

방법 ①
다이어리에 기록한다

다이어리나 달력에 생리가 시작된 날을 적어 두세요. 가족과 함께 쓰는 달력이라면 잘 보이게 표시해서 정보를 공유하면, 가족들이 컨디션을 신경 써 줄 수 있어요.

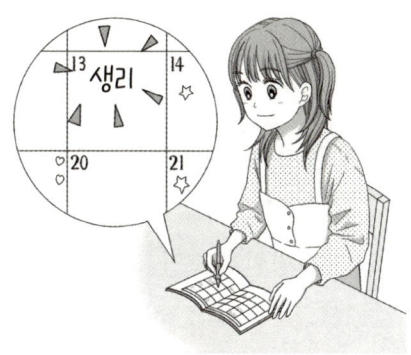

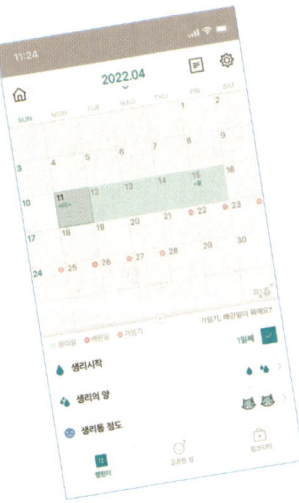

방법 ②
앱을 이용한다

스마트폰이 있으면 생리 관리 앱을 사용해도 좋아요. 생리 주기를 일일이 기록하지 않아도 다음 생리 예정일을 알려 줘요. 무료로 사용할 수 있는 앱이 많아요.

궁금해요!

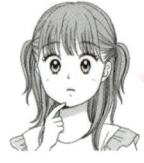

Q 생리혈의 양은 얼마나 되나요?

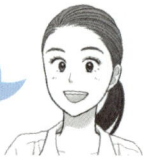

A 1회 생리 기간 동안 10~80mL 정도 나와요.

몸 상태에 따라 조금 달라질 수 있지만, 1회 생리 기간 동안 정상적인 생리혈의 양은 10~80mL 정도로 보통 종이컵 반 컵(35mL) 분량이에요. 이 양을 넘으면 '과다 월경'이고, 모자라면 '과소 월경'이에요. 숫자로는 정확하게 알기 어려우니까, 사용하기 전의 패드와 사용한 후의 패드의 무게를 비교해 봐도 좋아요. 평소 생리혈의 양과 확실히 다르다고 느낀다면 병원에서 진찰을 받으세요.

과다 월경
생리 주기는 정상이지만 생리혈의 양이 정상적인 양을 넘으면 과다 월경이라고 해요. 핏덩어리가 나오기도 해요. 자궁에 이상이 있을 수 있어요. 과다 월경의 경우 생리 주기를 넘기는 과장 월경과 함께 발생하는 경우가 많아요.

과소 월경
과다 월경과 반대로 생리혈의 양이 정상적인 양에 비해 적은 경우를 과소 월경이라고 해요. 난소나 자궁에 이상이 있을 수 있어요. 과소 월경의 경우 생리 주기가 짧은 과단 월경과 함께 발생하는 경우가 많아요.

과장 월경
생리 일수: 8일 이상

생리가 8일 이상 계속되는 것을 과장 월경이라고 해요. 배란이 되지 않는다거나 자궁의 질병이나 호르몬 균형이 흐트러진 것이 원인일 가능성이 있어요.

> 매회 8일 이상 계속된다면 병원으로!

과단 월경
생리 일수: 1~2일

생리 주기가 짧아 1~2일에 끝나 버리는 것을 과단 월경이라고 해요. 출혈량이 적기도 해요. 과단 월경이 계속된다면 병원에 가야 해요.

> 첫 생리 무렵에는 짧아도 문제없는 경우가 많아요.

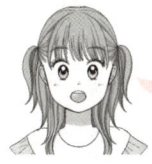

Q 생리 일수를 정확하게 알 수 있나요?

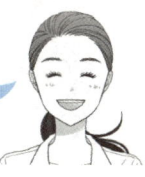

A 생리 전후 소량의 출혈로 확인할 수 있어요.

첫날부터 피가 제법 나와서 생리대가 필요한 사람도 있고, 팬티에 옅은 피가 묻고 며칠 뒤부터 붉은 피가 되면서 양이 늘어나는 사람도 있어요. 날짜를 세는 법은 밤에 자기 전에 출혈이 있는 경우는 다음 날을 1일째로 세고, 생리가 끝날 즈음 팬티에 조금 묻는 정도의 출혈이라면 그것이 마지막 날이라고 생각하고 날짜를 세면 돼요.

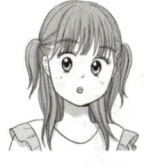

Q 생리혈은 왜 끈적끈적한가요?

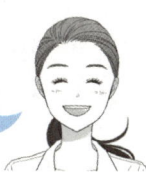

A 생리혈에는 자궁에서 벗겨져 나온 조직이 들어 있기 때문이에요.

생리혈은 자궁 안쪽에 만들어진 자궁내막 조직과 피가 섞인 것이기 때문에, 상처를 입었을 때 나오는 말끔한 피와는 조금 달라요. 생리혈의 양이 너무 많으면 걸쭉하거나 덩어리 같은 것이 나오기도 해요.

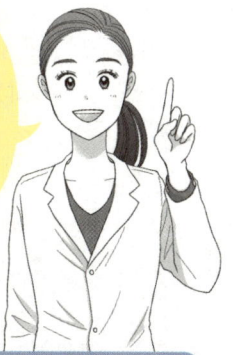

자궁의 출입구는 매우 좁기 때문에 생리혈은 아주 천천히 나와요.

궁금해요!

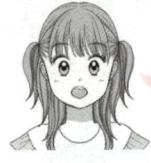

Q 생리를 하면 왜 배가 아픈 걸까요?

A 생리혈을 밀어낼 때 자궁이 오므라들면서 통증이 생길 수 있어요.

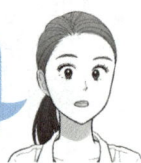

생리혈은 끈적거리기 때문에, 케첩을 짤 때처럼 자궁을 누르고 비트는 움직임과 함께 밀려 나와요. 이때 느껴지는 통증을 '생리통'이라고 해요. 배가 꽉 쪼이는 듯한 통증이나 욱신욱신하는 통증을 느끼는데, 통증을 전혀 느끼지 않는 사람도 있어요. 또 자궁이 있는 아랫배가 아픈 사람도 있고, 허리 주변이나 골반 주변이 아픈 사람도 있어요. 사람에 따라 통증을 느끼는 정도에 차이가 있다고 해도 아픈 것이 당연하지 않아요. 생리통 때문에 조금이라도 괴로우면 참지 말고 산부인과에 가 보세요. 대처법을 배우거나 약을 복용해 생리통을 다스릴 수 있어요.

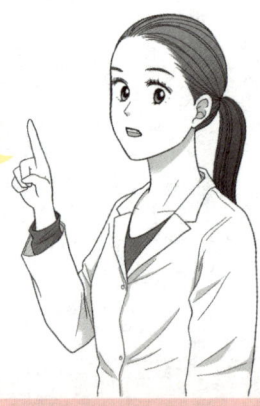

생리로 인해 배가 아픈 것을 당연하게 생각하지 말고 꼭 병원에서 상담을 받으세요.

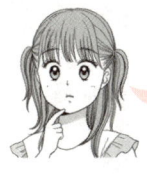

Q 생리통을 완화하는 방법이 있나요?

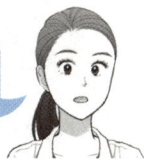

A 몸을 움직일 수 있다면 가벼운 운동을 하거나, 몸을 따뜻하게 하면 통증이 완화돼요.

생리를 할 때 자궁을 수축시키는 프로스타글란딘이라는 호르몬이 나와요. 이 호르몬이 많이 나오면 생리통이 생겨요. 가벼운 운동을 하거나 몸을 따뜻하게 해서 혈액 순환을 좋게 하면 몸 안에 있는 프로스타글란딘을 줄일 수 있어요. 생리 때에 배가 차가우면 핫팩이나 복대를 이용해 배를 따뜻하게 하면 좋아요. 출혈이 신경 쓰여 목욕 대신 샤워만 하는 사람도 있는데, 몸을 따뜻한 욕조에 담그면 통증이 줄어드는 효과가 있어요. 물론 견디기 힘든 통증이 있을 때는 누워서 쉬거나 산부인과에서 진찰을 받아 보세요.

궁금해요!

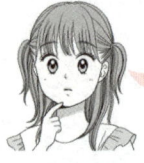

Q 생리대를 몇 개 정도 가지고 다니면 좋을까요?

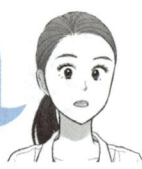

A 생리혈의 양에 따라 다르겠지만, 낮에는 4~5개 정도면 충분해요.

일반적인 양일 때 낮에는 4~5개 정도면 안심할 수 있어요. 양이 많은 날은 용량이 큰 생리대를 준비해 1~2시간마다 바꿔 주면 피부가 후끈거리거나 염증이 생기는 것을 막을 수 있어요. 갑자기 생리가 시작될 수도 있으니 평소 1~2개 정도 가지고 있으면 좋아요.

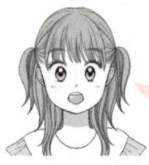

Q 학교 행사가 있을 때 생리를 하면 어쩌죠?

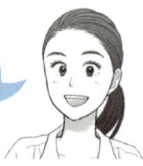

A 쉴 필요는 없어요. 몸과 마음의 상태에 맞게 즐기세요!

컨디션이 괜찮다면 학교 행사에 참가해도 좋아요. 생리를 하면 우울한 기분이 들 수도 있기 때문에 친구나 보건 선생님에게 생리를 하고 있다고 이야기해 두는 것도 좋아요. 무리하지 말고 자신의 상태에 맞게 즐기세요.

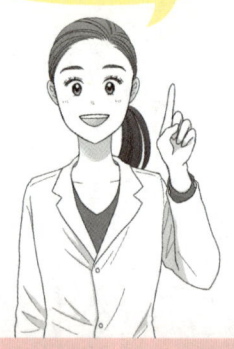

학교에서 곤란한 일이 생기면 보건실에 가도록 해요!

이것만은 꼭 기억해요

1. 생리 용품에는 패드형 생리대 말고도 다양한 종류가 있어요. 나에게 알맞은 것을 고르세요.

2. 생리가 시작되고 잠시 동안은 생리 주기나 생리 일수가 다소 흐트러져도 괜찮아요.

3. 생리혈이 나올 때 약간의 통증을 느끼기도 하는데, 아픈 것은 당연하지 않아요.

4. 가벼운 운동을 하거나 몸을 따뜻하게 하면 생리통이 줄어들기도 해요.

5. 컨디션이 나쁘지 않다면 운동회나 수학여행 등 학교 행사를 즐겨도 좋아요.

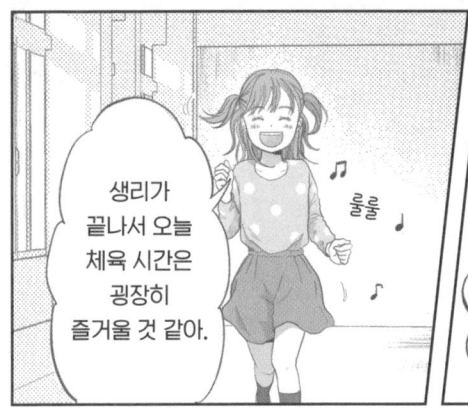
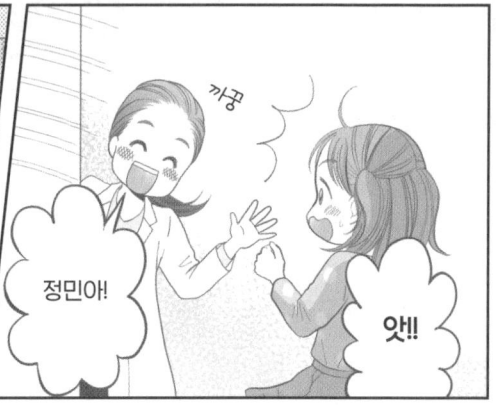
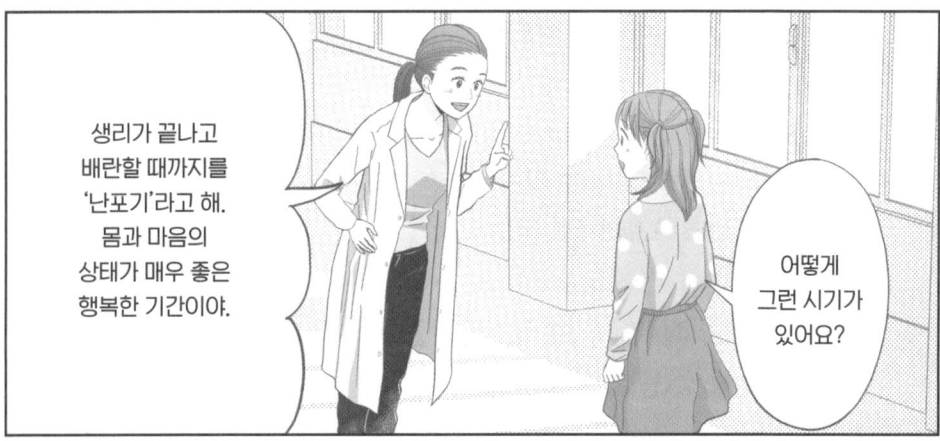
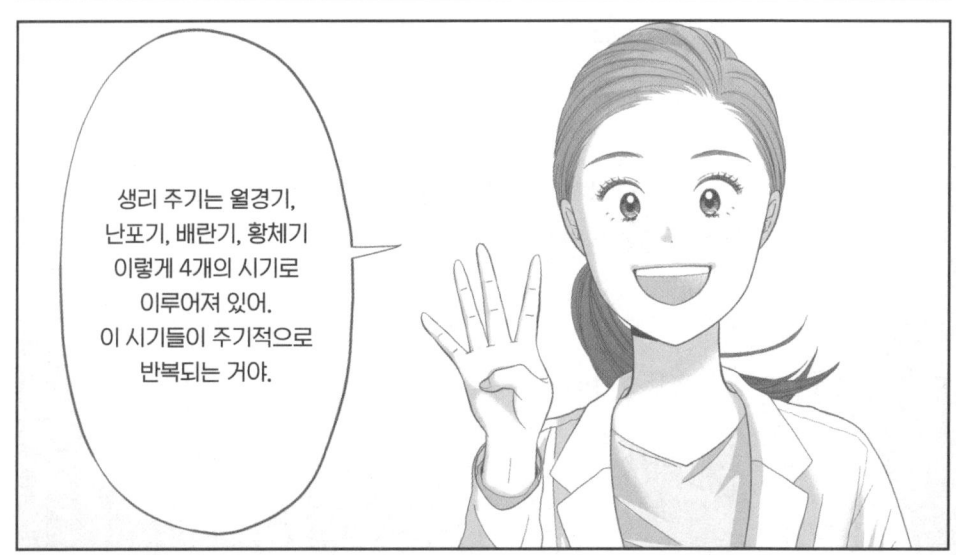

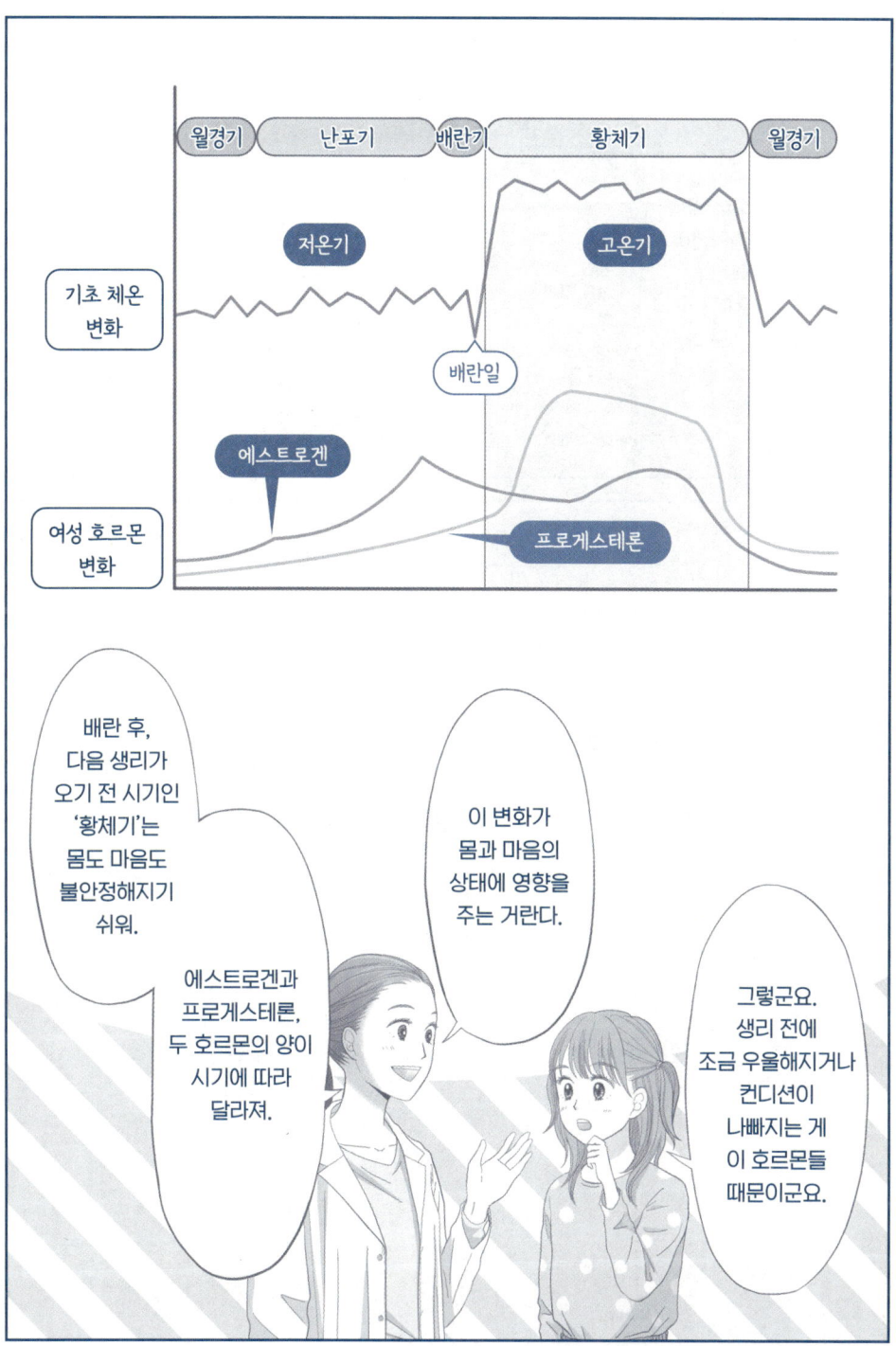

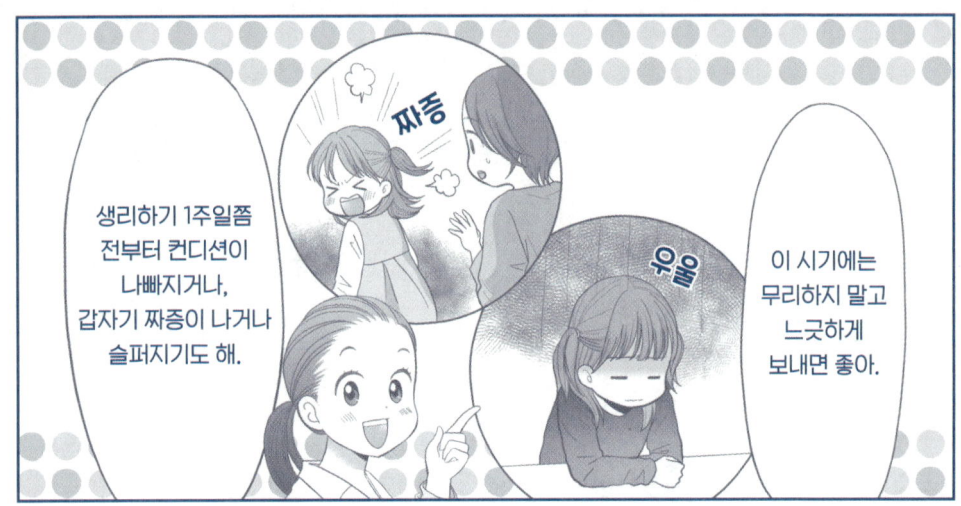

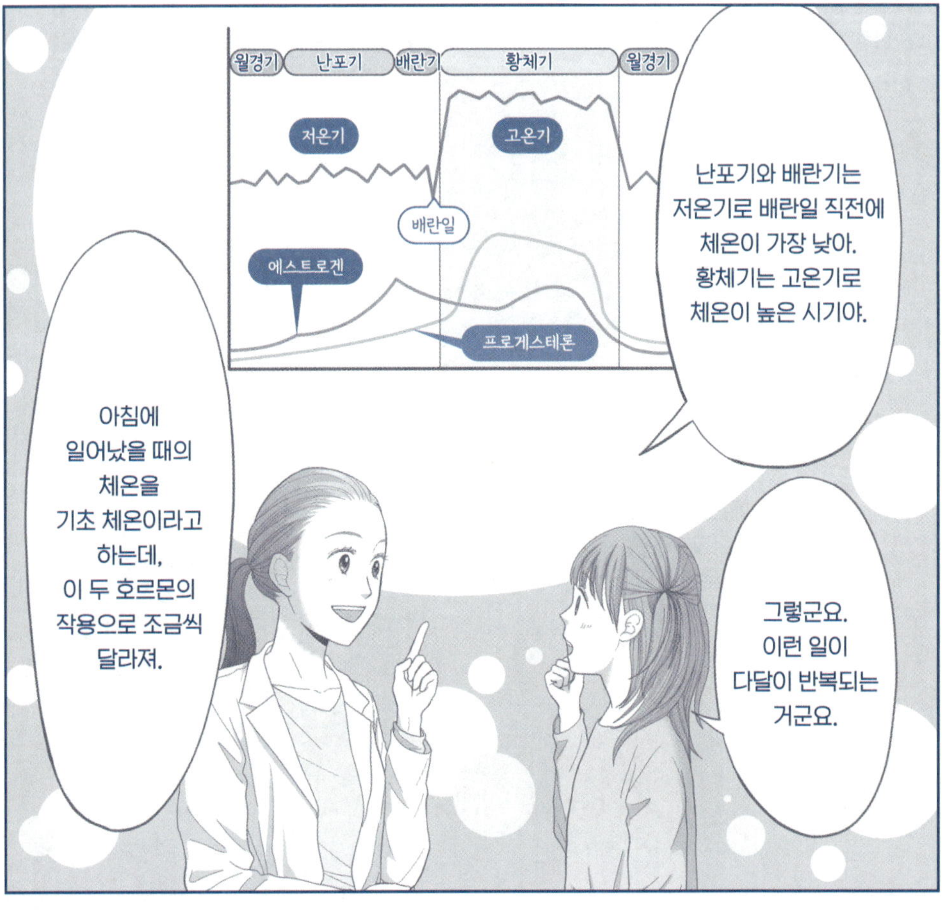

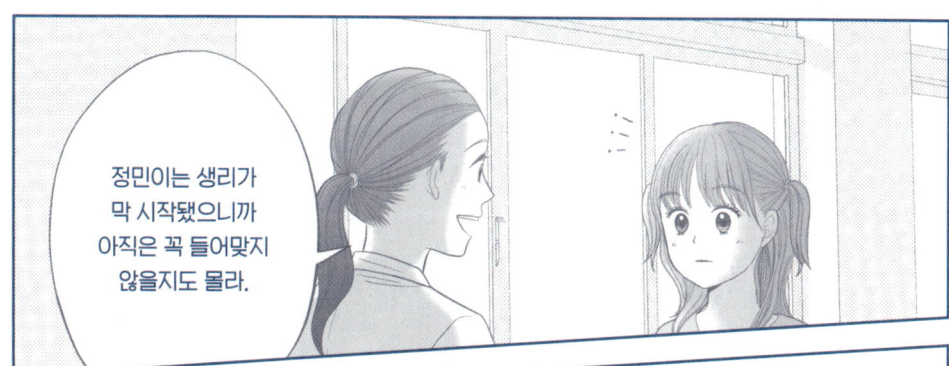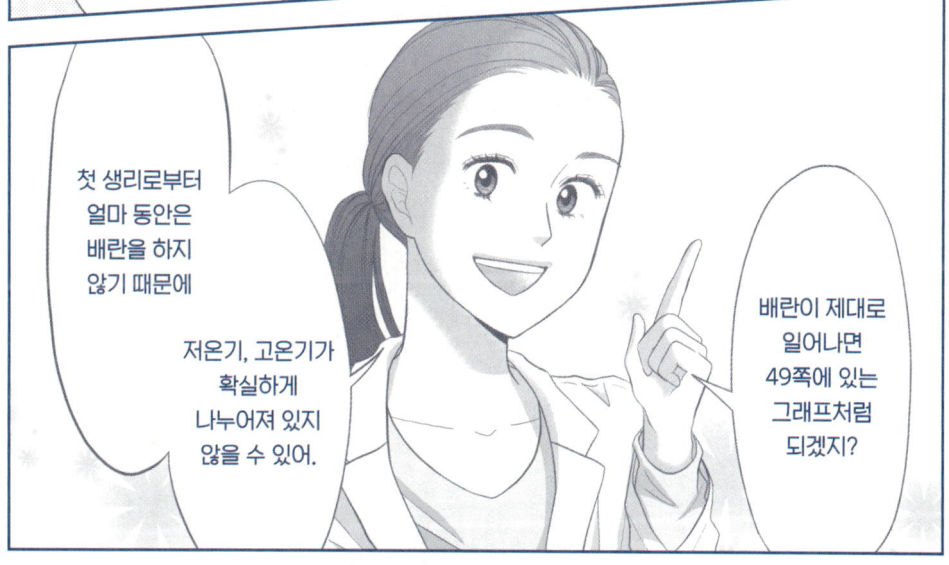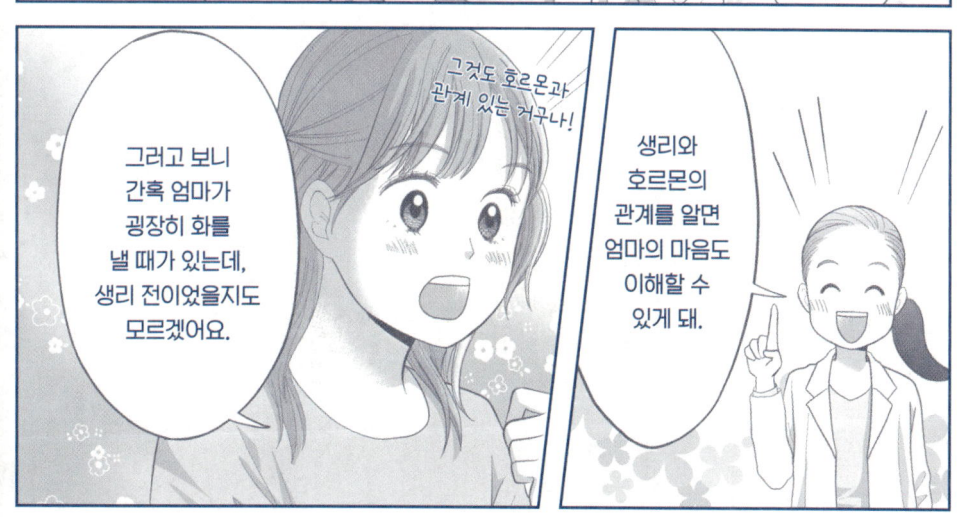

궁금해요!

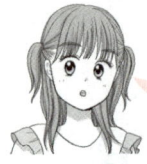

Q 다음 생리까지 3개월 이상이 걸리는 경우도 있나요?

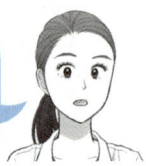

A 아니요. 그런 경우 병이 숨어 있을 가능성이 있어요. 병원에서 진찰을 받아 보세요.

생리를 시작하고 1~2년 정도는 여성 호르몬 때문에 생리 주기가 안정되지 않아 매월 정확하게 생리를 하지 않기도 해요. 2~3년이 지나 여성 호르몬의 양이 안정되면 25~38일 주기로 생리를 해요. 생리 주기가 안정된 이후 임신이 아닌데도 3개월 이상 생리를 하지 않으면 산부인과에서 상담을 받아야 해요. 스트레스나 영양 부족 등으로 자궁, 난소, 뇌 기능에 이상이 있을 가능성이 있으므로 '생리를 안 해 편하다!'고 방치하지 말고 반드시 산부인과에서 진찰을 받으세요.

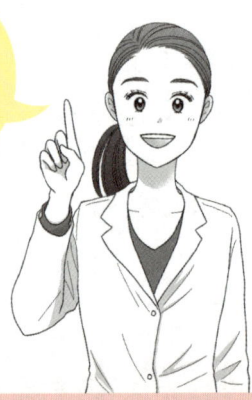

첫 생리를 맞이해 걱정이 되는 일이 있다면 편하게 산부인과에서 상담을 받도록 해요!

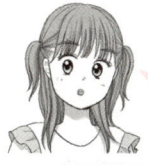
Q 생리가 아니면 피가 나올 일이 없겠죠?

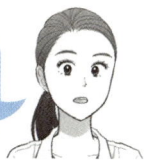
A 생리 기간이 아닌데 피가 나오는 경우를 부정출혈이라고 해요.

생리가 아닐 때 질에서 출혈이 일어나는 것을 '부정출혈'이라고 해요. 가끔 배란할 때 배란혈이 나오기도 하지만 질병이 숨어 있는 경우도 있어요. 어떤 출혈인지 스스로 판단하는 것은 어렵기 때문에 산부인과에서 진찰을 받아 경과를 보거나 검사를 해서 원인을 찾도록 하세요.

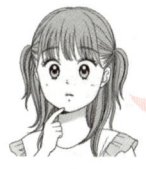
Q 생리 때 팬티에 묻은 피가 세탁을 해도 희미하게 남아 있는 것 같아요.

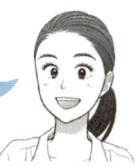
A 가능하면 바로 찬물에 빨도록 하세요.

속옷에 묻은 생리혈은 시간이 지날수록 지우기 어렵기 때문에, 바로 빨아야 해요. 일반 비누로도 지워지지만 시간이 지난 경우에는 과탄산소다를 푼 물에 담궈 두면 좋아요. 혈액은 단백질이기 때문에 뜨거운 물로 빨면 굳어 버려요. 반드시 찬물로 빨아야 해요.

궁금해요!

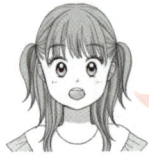

Q 팬티에 누렇고 끈적끈적한 것이 묻어 있어요. 생리는 아닌 것 같은데, 뭘까요?

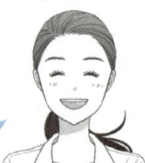

A 질에서 나오는 분비물이에요. 질에 세균이 들어오는 것을 막아 줘요.

자궁이나 질에서 나오는 분비물을 '냉'이라고 해요. 냉은 세균이 질 안으로 들어오는 것을 막아 줘요. 대개 배란일에 가까울수록 분비물이 끈적해져요. 색은 호르몬의 영향을 받아 투명한 것에서부터 흰색이나 누런색까지 있어요. 조금 시큼한 냄새가 나기도 하고요. 분비물의 양은 많이 나오는 사람도 있고, 거의 없는 사람도 있는 등 사람마다 달라요. 분비물의 양이 많다고 해서 걱정할 필요는 없지만 평소와 비교해서 양이나 색, 냄새가 다르면 유심히 살펴 부모님이나 주변 어른에게 알려 병원에 가도록 하세요.

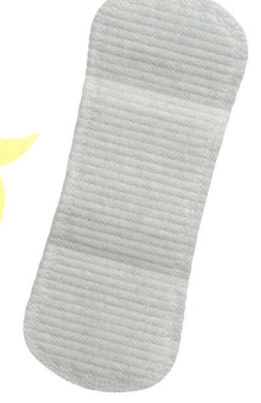

팬티라이너를 쓰기도 해요!

분비물 때문에 팬티가 더러워지거나 피부가 후끈거리는 것이 신경 쓰이면 팬티라이너를 써 보세요. 마트나 편의점, 약국 등에서 살 수 있어요.

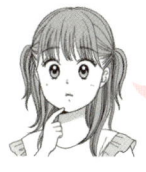

Q 사타구니와 음순이 가렵고 염증이 생겼어요.

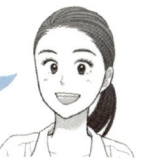

A 생리대가 몸에 맞지 않거나 분비물 때문일 수 있어요.

사타구니와 음순의 살은 민감해서 평소 염증이 생기기 쉬운 곳이에요. 분비물로 인해 가렵거나 피부병이 생기기도 하지요. 팬티라이너를 자주 바꾸거나 자극이 없는 물티슈 등으로 닦아 주세요. 비데는 세균을 질 안으로 넣어 버릴 수도 있기 때문에 조심해서 사용하세요.

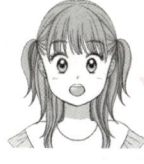

Q 생리혈은 반드시 질에서만 나오나요?

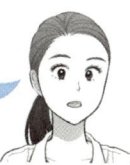

A 사실은 배 속으로 역류하기도 해요.

보통의 생리혈은 자궁이 수축하면서 질을 통해 몸 밖으로 나오는데, 이때 난관을 지나 배 속으로 역류하기도 해요. 생리혈의 역류는 여성 90% 이상이 겪는 일반적인 일이에요. 역류한 생리혈은 자궁이 아닌 다른 곳에 달라붙기도 하는데, 이 상태가 계속되면 자궁내막증(130쪽)이 생기기도 해요.

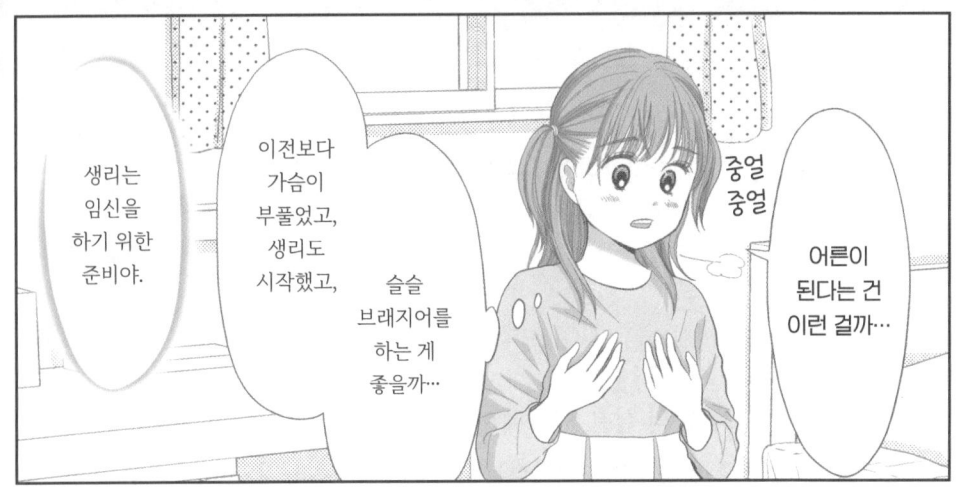

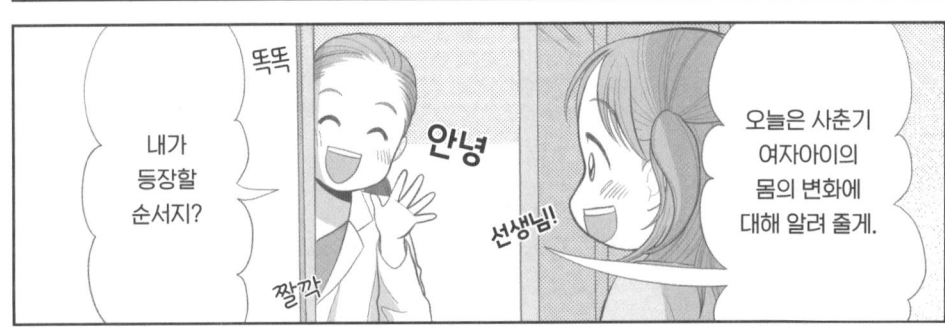

56 생리를 하면 무엇을 어떻게 해야 하나요?

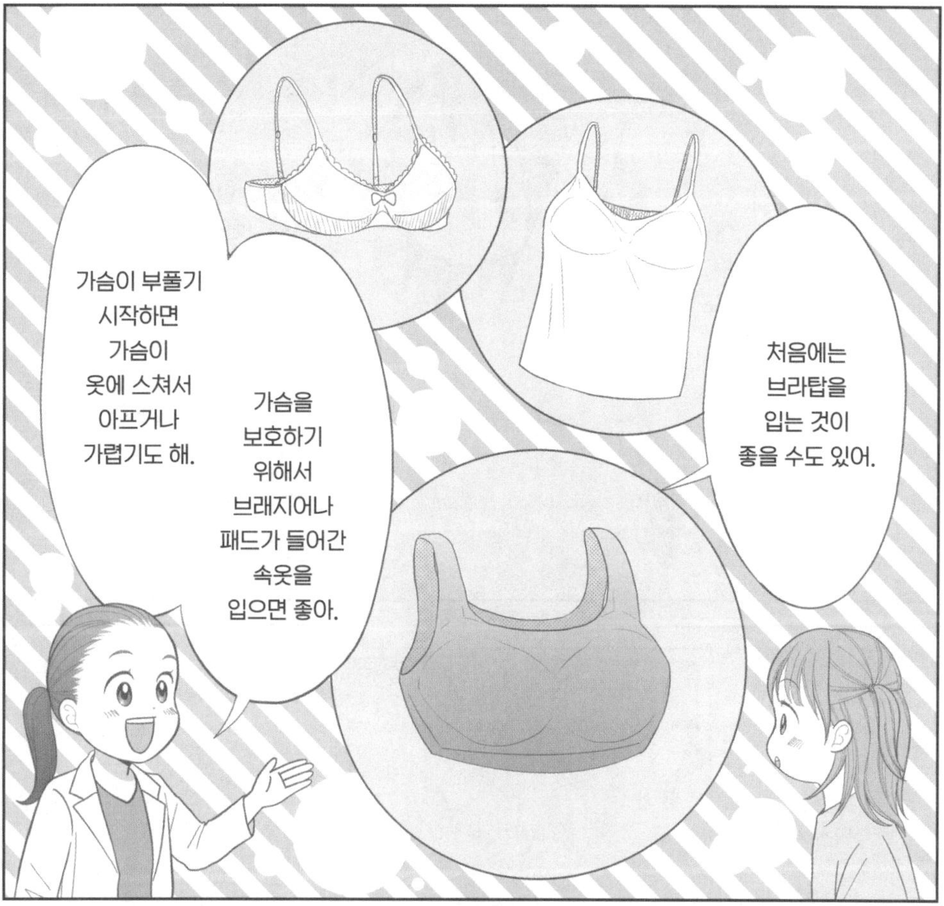

가슴이 부풀기 시작하면 가슴이 옷에 스쳐서 아프거나 가렵기도 해.

가슴을 보호하기 위해서 브래지어나 패드가 들어간 속옷을 입으면 좋아.

처음에는 브라탑을 입는 것이 좋을 수도 있어.

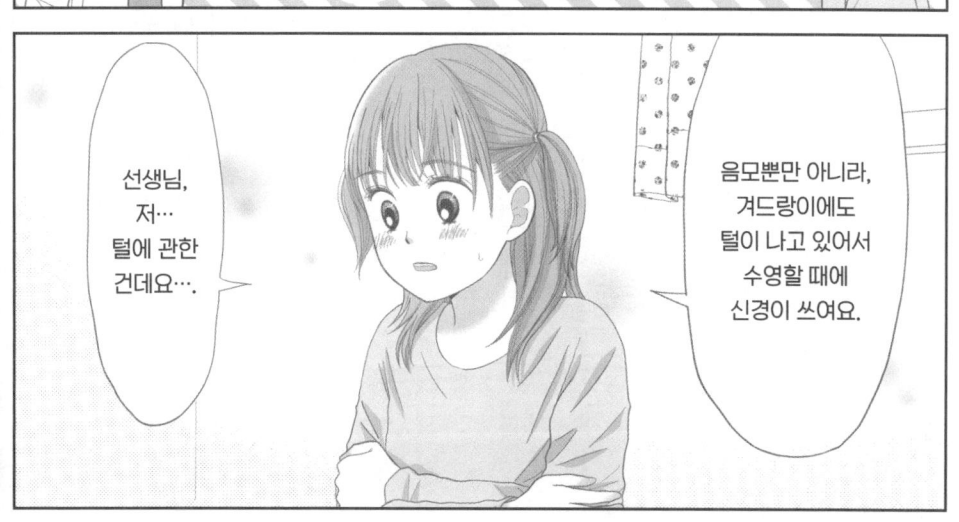

선생님, 저… 털에 관한 건데요….

음모뿐만 아니라, 겨드랑이에도 털이 나고 있어서 수영할 때에 신경이 쓰여요.

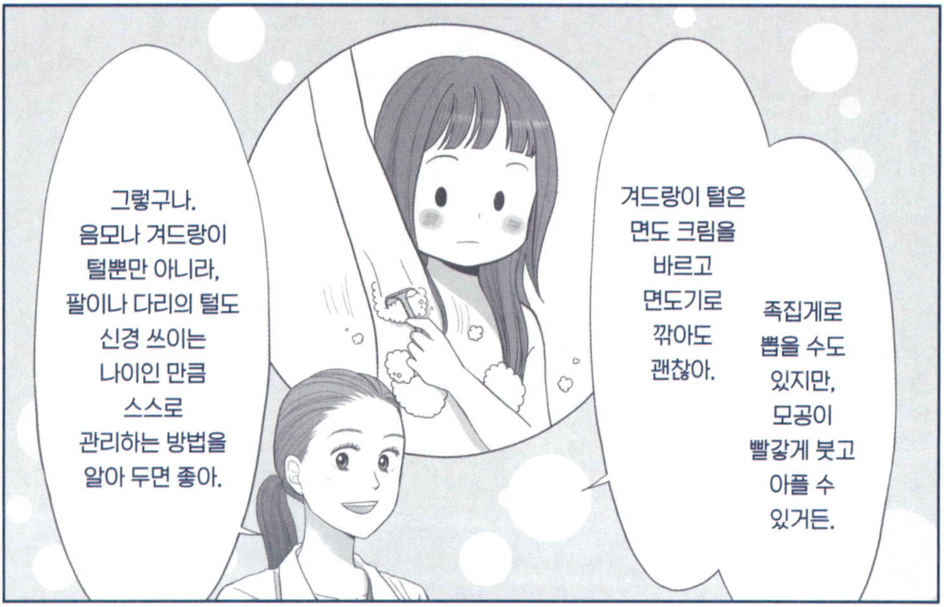

그렇구나. 음모나 겨드랑이 털뿐만 아니라, 팔이나 다리의 털도 신경 쓰이는 나이인 만큼 스스로 관리하는 방법을 알아 두면 좋아.

겨드랑이 털은 면도 크림을 바르고 면도기로 깎아도 괜찮아.

족집게로 뽑을 수도 있지만, 모공이 빨갛게 붓고 아플 수 있거든.

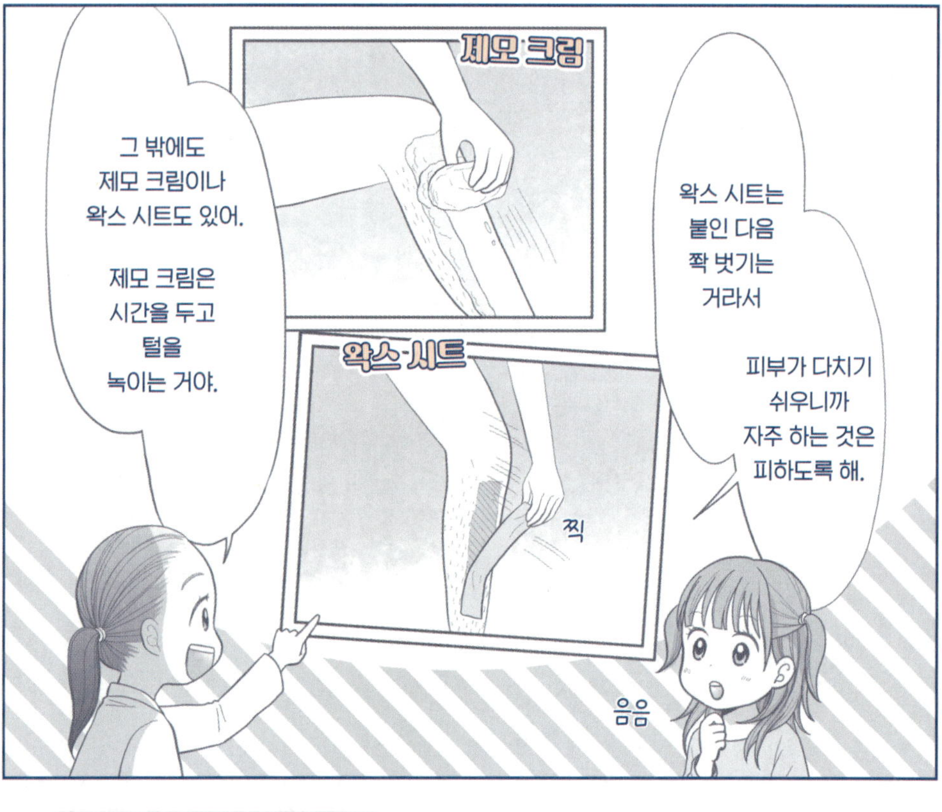

그 밖에도 제모 크림이나 왁스 시트도 있어.

제모 크림은 시간을 두고 털을 녹이는 거야.

제모 크림

왁스 시트

왁스 시트는 붙인 다음 쫙 벗기는 거라서

피부가 다치기 쉬우니까 자주 하는 것은 피하도록 해.

찍

음음

58 생리를 하면 무엇을 어떻게 해야 하나요?

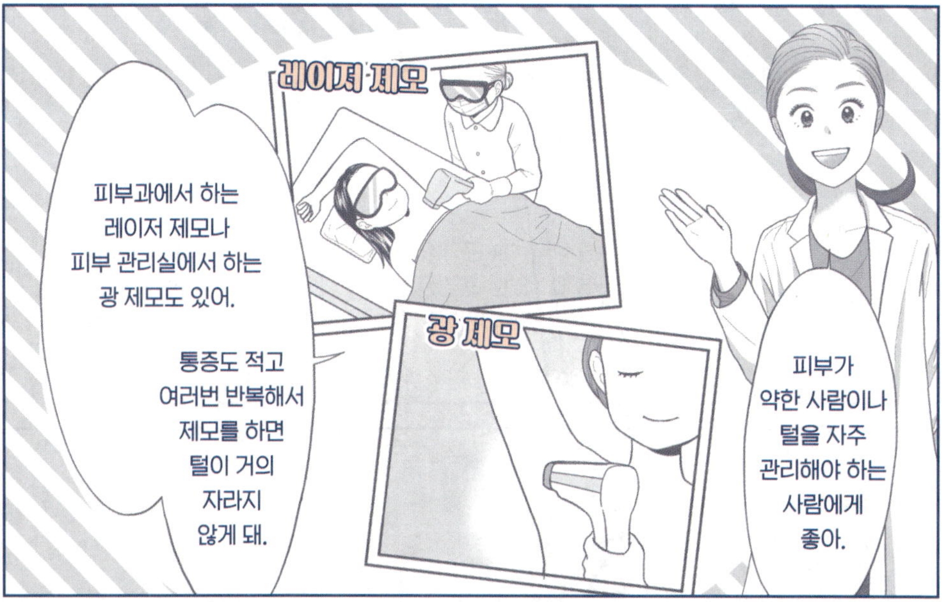

레이저 제모

광 제모

피부과에서 하는 레이저 제모나 피부 관리실에서 하는 광 제모도 있어.

통증도 적고 여러번 반복해서 제모를 하면 털이 거의 자라지 않게 돼.

피부가 약한 사람이나 털을 자주 관리해야 하는 사람에게 좋아.

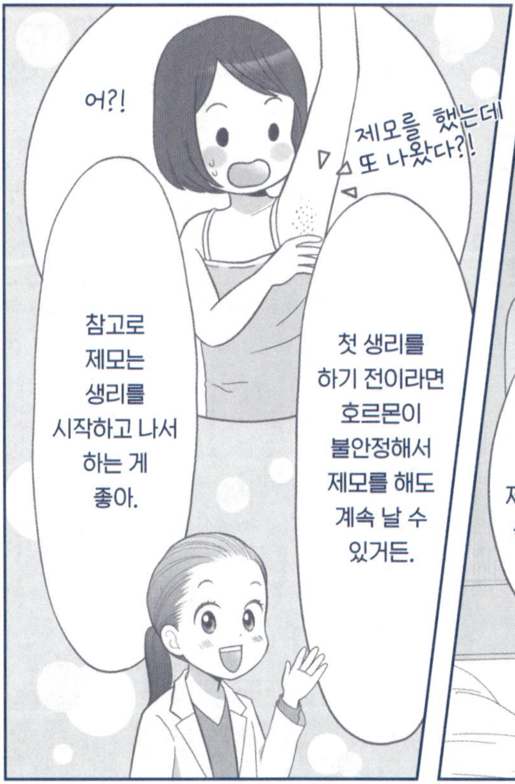

어?!

제모를 했는데 또 나왔다?!

참고로 제모는 생리를 시작하고 나서 하는 게 좋아.

첫 생리를 하기 전이라면 호르몬이 불안정해서 제모를 해도 계속 날 수 있거든.

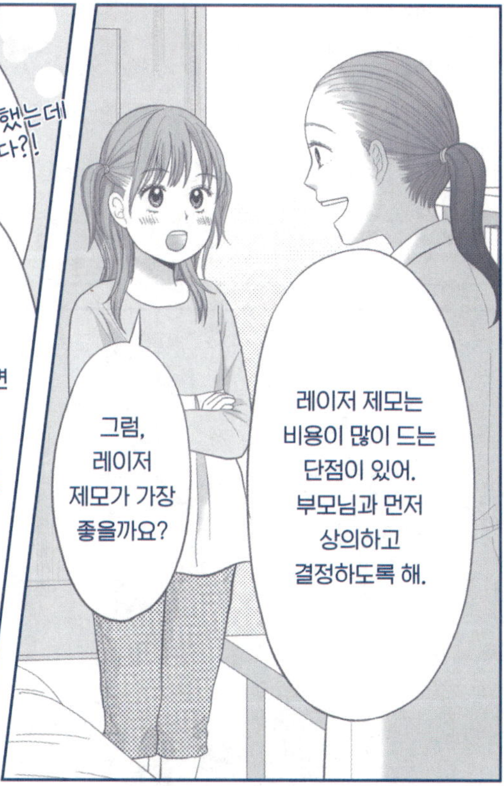

그럼, 레이저 제모가 가장 좋을까요?

레이저 제모는 비용이 많이 드는 단점이 있어. 부모님과 먼저 상의하고 결정하도록 해.

생리를 하면 무엇을 어떻게 해야 하나요?

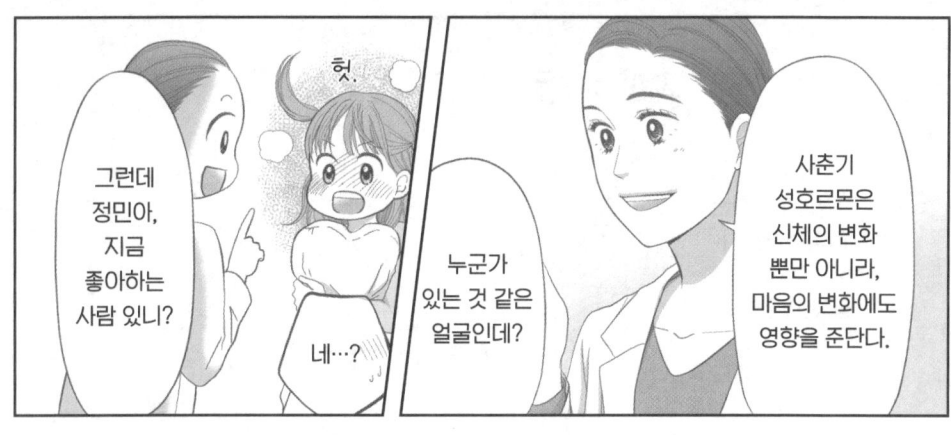

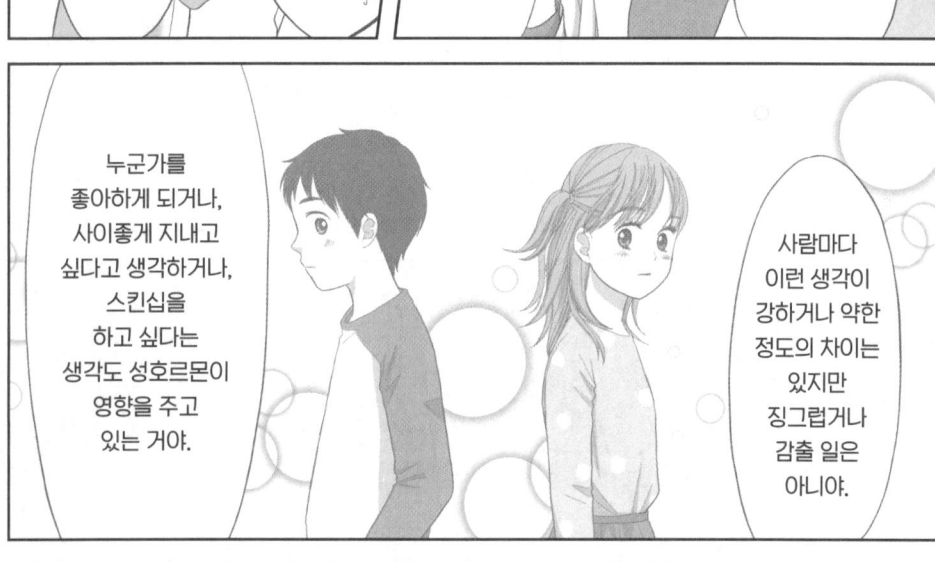

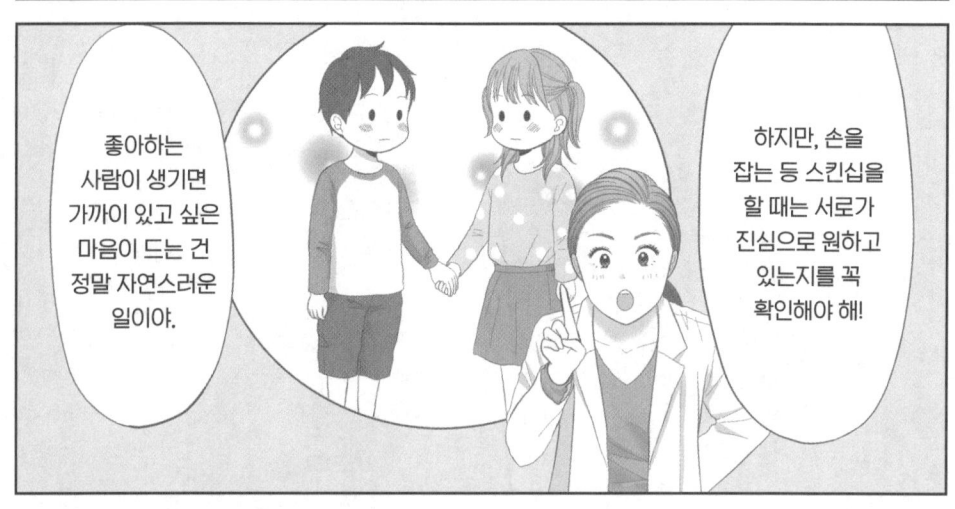

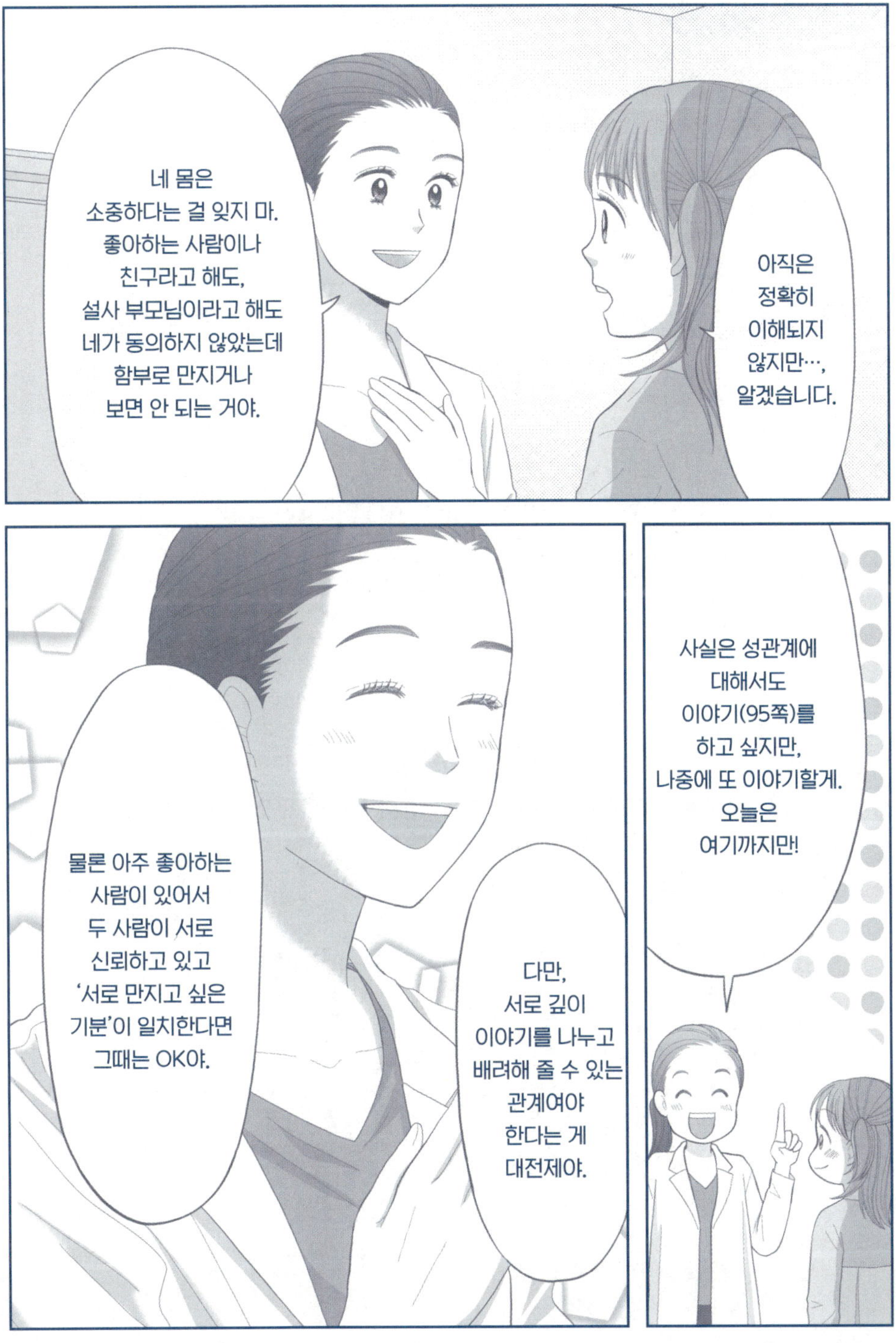

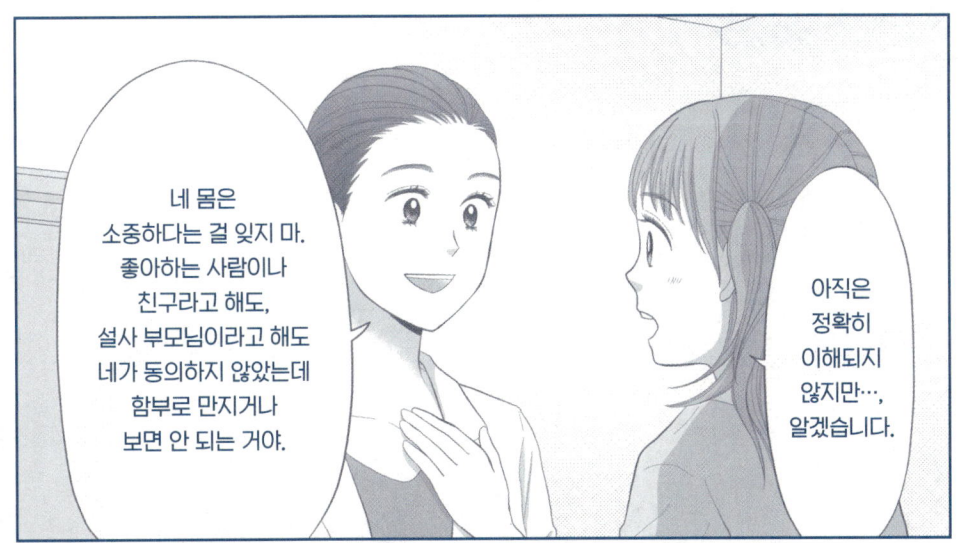
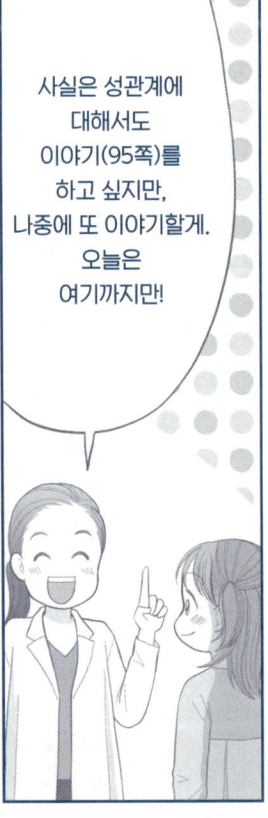

궁금해요!

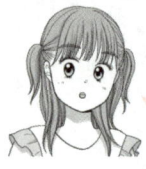

Q 가슴이 살짝 부푼 정도라면 꼭 브래지어를 하지 않아도 괜찮겠죠?

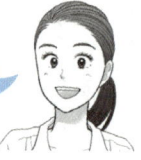

A 유두 근처가 부풀기 시작하면 브래지어를 해야 해요.

가슴이 부풀 때 유두 근처부터 부풀어요. 그래서 옷 위로 드러나기 쉽고, 옷에 스쳐서 따갑거나 간지럽기 때문에 컵이 붙은 속옷을 입으면 좋아요. 가슴 전체가 부풀기 시작하면 가슴을 단단히 감싸 주는 브라탑 브래지어 등이 좋겠지요. 사이즈를 확실하게 재서 몸에 맞는 브래지어를 구입하세요.

★ 컵 크기 재는 법 ★

유두 윗부분인 윗가슴둘레와 가슴이 부푼 가장 아래 부근인 밑가슴둘레를 측정해요. 그 차이가 브래지어의 컵 크기예요.

컵 크기

A컵	약 10cm
B컵	약 12.5cm
C컵	약 15cm
D컵	약 17.5cm
E컵	약 20cm

윗가슴둘레 − 밑가슴둘레 = 컵 크기

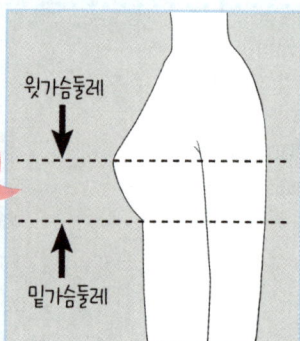

예를 들어 '60A'는 밑가슴둘레가 60cm이고, 컵 크기가 A컵이라는 뜻이에요.

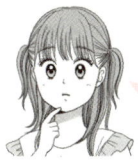

Q 위생 팬티를 평소에 입어도 될까요?

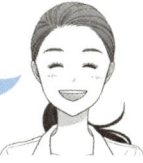

A 평소에 입으면 피부에 자극을 줄 수 있어요.

위생 팬티는 생리대가 잘 움직이지 않도록 입었을 때 조이는 느낌이 들고 방수 천으로 만들었기 때문에, 피부에 자극을 줘요. 위생 팬티는 생리가 시작될 것 같은 날에 입으세요. 평소에는 통기성이 좋은 속옷으로 쾌적하게 지내야 피부 트러블도 줄어들어요.

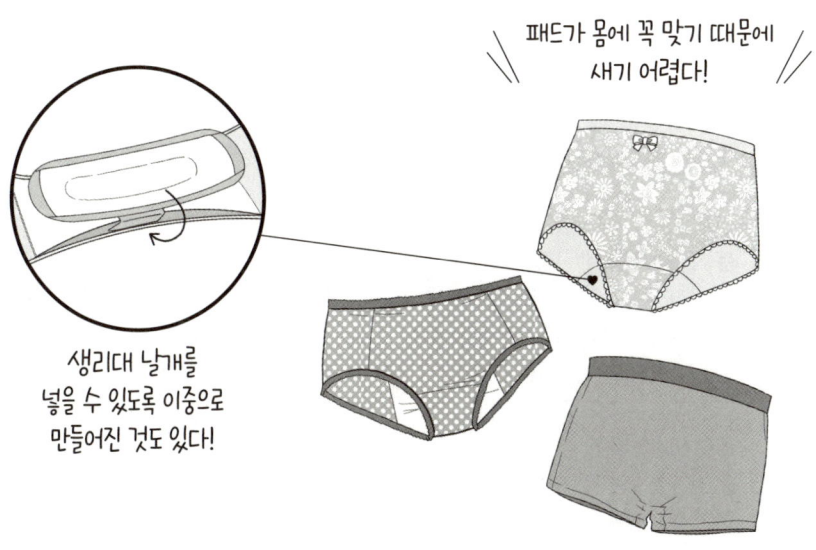

생리대 날개를 넣을 수 있도록 이중으로 만들어진 것도 있다!

패드가 몸에 꼭 맞기 때문에 새기 어렵다!

디자인과 형태가 다양하다.

궁금해요!

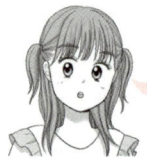

Q 질은 어디에 있는 거죠?

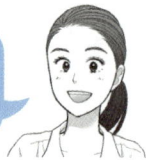

A 생리혈이나 분비물이 나오는 질은 요도 입구와 항문 사이에 있어요.

여자의 생식기는 복잡한 구조로 되어 있어요. 질은 대음순과 소음순이라고 하는 주름 안쪽에 있어요. 이 주름들이 질과 요도를 보호해요. 소변이 나오는 요도 입구와 대변이 나오는 항문 사이에 질이 있어요.

민감한 부위 씻는 법

민감한 부위에도 사용할 수 있는 자극이 적은 비누 등을 거품 내어 자신의 손가락으로 대음순, 소음순의 주름 사이까지 부드럽게 씻어요. 미지근한 물로만 씻어 내는 것도 좋아요. 너무 세게 비비거나 질 내에 손가락을 넣어 씻으면 질 내에 있는 이로운 균이 씻겨 나가 염증이 생기기 쉬워져요.

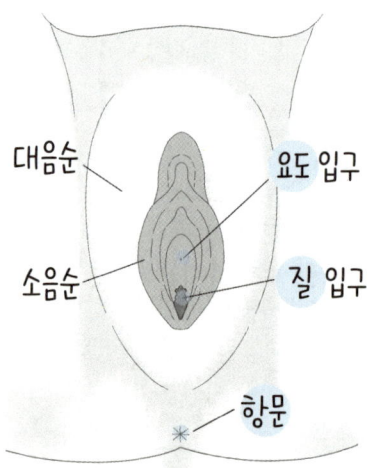

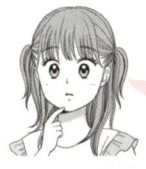
Q 어째서 프라이빗 존을 감추는 건가요?

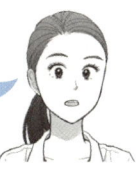
A 생명에 관련된 몸의 소중한 부분이기 때문이에요.

프라이빗 존은 수영복을 입었을 때 가려져 보이지 않는 부분을 말해요. 가슴, 성기, 엉덩이를 포함해요. 프라이빗 존은 여성의 것만을 가리키지 않아요. 남성도 마찬가지로 프라이빗 존이 있고, 프라이빗 존은 항상 청결해야 하고 보호해야 해요. 이 부분은 임신과 출산, 섹스 등 생명과 관련 있어 매우 중요한 부분이에요. 친구, 부모님이라고 해도 제멋대로 손을 대거나, 닿게 하거나, 보거나 보여 주어서는 안 돼요.

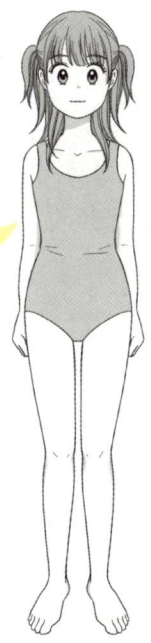

남자아이도 여자아이도!

모두 소중해!

함부로 만지지 않는다! 만지게 하지 않는다! 남자아이도 여자아이도 마찬가지야!

궁금해요!

남자아이의 몸에 대해서도 알아 두자!

사춘기의 남자아이는 남성 호르몬의 영향으로 몸이 튼튼해지고 근육량이 늘어나고 변성기가 오고 체모가 짙어져요. 가장 큰 변화는 '사정'이에요. 성기에서 '정액'이 튀어나오는 것으로, 10~18세 무렵에 시작돼요.

> 사춘기가 되면 남자아이의 몸도 변화해요.

사정이란?

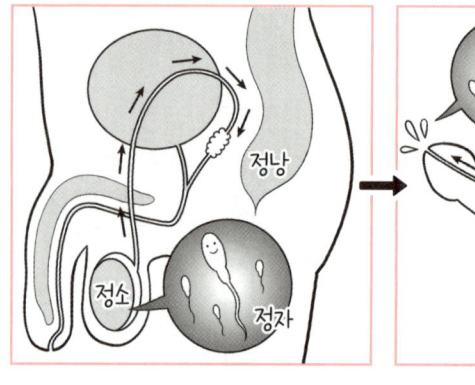
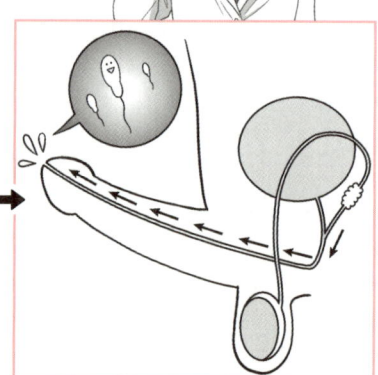

★ 사정의 구조 ★

남자 성기의 음낭에 있는 '정소'에서 뇌의 명령을 받아 정자가 만들어져요. 정자는 정관을 통해 '정낭'에서 만들어지는 정낭액과 '전립선'에서 만들어지는 전립선액 등과 섞여 '정액'이 돼요. 정액은 소변과 같은 길을 통해 몸 밖으로 나와요. 이것이 '사정'이에요. 사정은 자고 있는 동안에 일어나기도 해요.

이것만은 꼭 기억해요

1 호르몬의 영향으로 생리 전부터 몸이나 마음의 컨디션이 나빠지기도 해요.

2 생리를 시작하고 1~2년 동안은 생리 주기가 일정하지 않아 매월 규칙적으로 생리를 하지 않을 수도 있어요.

3 속옷에 묻은 생리혈은 뜨거운 물로 빨면 굳어 버려 잘 지워지지 않기 때문에 찬물로 빨아야 해요.

4 가슴이 부풀기 시작하면 작은 자극에도 아플 수 있으니 브래지어를 착용해서 보호하세요.

5 생리 중에 위생 팬티를 입으면 피가 샐 걱정을 덜 수 있어 안심이 돼요.

더 알아보기

'생리 빈곤'이 무엇일까?

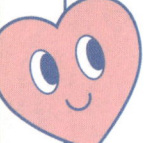

TV나 신문에서 한번쯤 '생리 빈곤'에 대해 들어 본 적이 있나요?
돈 문제 말고도 다양한 빈곤의 원인이 있어요.

경제적 빈곤

#생리 용품이 없다 #생리 용품을 살 돈이 없다

경제적인 이유로 생리 용품을 살 수 없어요

'생리 빈곤'의 가장 큰 원인은 경제적인 문제예요. 돈이 없어서 생리대 등의 생리 용품을 사기 어려운 상태를 말해요. 생리대 대신 휴지를 이용하거나 생리대 하나로 오랜 시간을 버티기도 한대요. 같은 생리대를 오랫 동안 착용하고 있으면 피부병이 생기거나 감염이 될 우려도 있어요. 반복해서 사용할 수 있는 천 패드나 생리컵, 흡수성 생리 팬티를 사용하는 방법도 있지만, 그보다도 화장실에 가면 언제라도 화장지처럼 생리대가 놓여 있는 것이 바람직하겠죠. 점점 이런 환경을 만들어 주는 지방자치단체와 학교도 늘고 있어요.

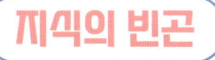

지식의 빈곤

#생리에 대해 배우지 못했다

생리에 대한 지식이 없어 적절한 대처를 하지 못해요

'지식의 빈곤'이란 생리에 대해 부모님이나 다른 어른으로부터 제대로 배우지 못해 정보가 부족한 상태를 말해요. 그렇기 때문에 생리로 인해 곤란해졌을 때 적절한 대처를 할 수 없어요. 예를 들면 생리대를 제대로 버리는 법을 몰라 변기에 그냥 버리고 만다거나 일반 쓰레기통에 널브러지게 버려 버리는 일 등이 그래요. 부모님이나 선생님 등 가까이 있는 어른들의 역할이 무척 중요해요.

공감의 빈곤

#생리통의 괴로움을 부모가 이해하지 못한다

생리 시작과 생리통의 괴로움을 가족에게 말하지 못해요

'생리를 하게 됐지만 창피해서 부모님에게 말하지 못해요', '생리통으로 무척 힘들지만 혼자서 참아요', '부모님에게 생리통을 호소해도 이해해 주지 않아요' 등 가족의 공감이 부족해 힘든 상태를 말해요. 주변을 살펴보면 도와줄 어른은 반드시 있어요. 어려울 때는 용기를 내어 상담을 받으세요.

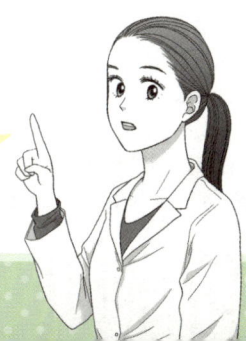

어려움이 있을 땐 망설이지 말고 학교 보건 선생님이나 가까운 어른을 찾아가세요!

어려움을 겪을 때는 반드시 도움을 받자!

♥ 생리통이 심한데 병원에 가지 못한다!

생리통이 심한데 가족이 병원에 데려가 주지 않는 경우에도 해결할 방법은 있어요. 먼저 학교 보건 선생님에게 상담을 받으세요. 진통제 등 약을 주시거나 병원 이용에 도움을 받을 수 있어요. 또 살고 있는 지역의 청소년 관련 기관이나 단체에 상담하거나 생리 관리 어플 등에서 채팅을 통해 상담할 수 있어요.

♥ 생리 용품을 사지 못한다!

최근에는 구청 등의 지방자치단체가 무료로 생리대를 나누어 주거나, 학교 화장실에 생리대가 마련되어 있는 경우도 있어요. 또 학교 보건실에는 반드시 생리대가 준비되어 있어요. 창피해하지 말고 도움을 청해 보세요.

♥ 필요한 정보를 손에 넣지 못한다!

이 책을 포함해 신체와 생리에 대해 쓰여 있는 책으로 정보를 찾아보세요. 인터넷에는 틀린 정보도 많기 때문에 산부인과학회나 의료기관의 홈페이지 등 믿을 만한 기관의 사이트를 이용하여 좋은 정보를 얻는 것이 좋아요.

생리가 불편하고 힘들 때, 알아 두세요

꼭 알아야 할 일상 속 생리 상식

생리는 매달 하는 것이기 때문에 일상생활에 많은 영향을 미쳐요. 학교 행사와 겹친다거나 컨디션이 나빠졌을 때의 대처법을 알아 두면 생리 기간을 현명하게 보낼 수 있어요.

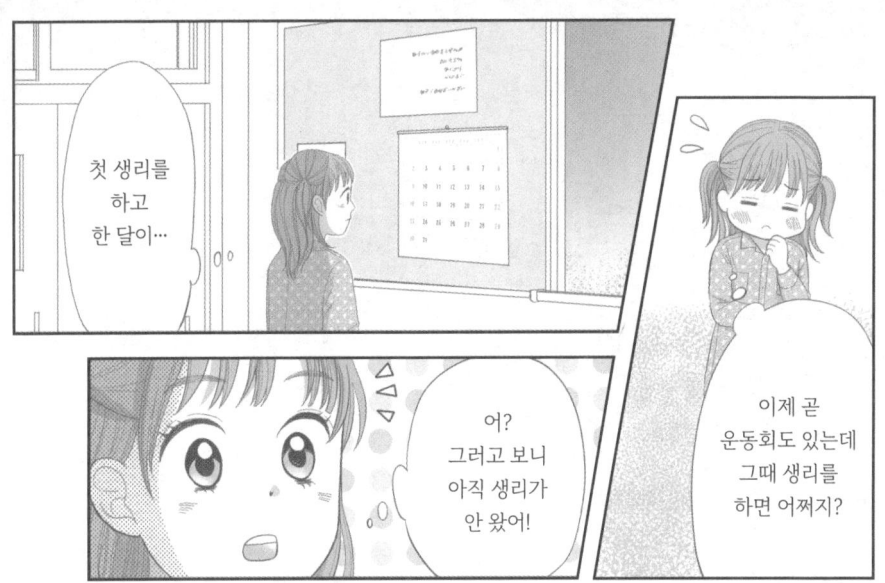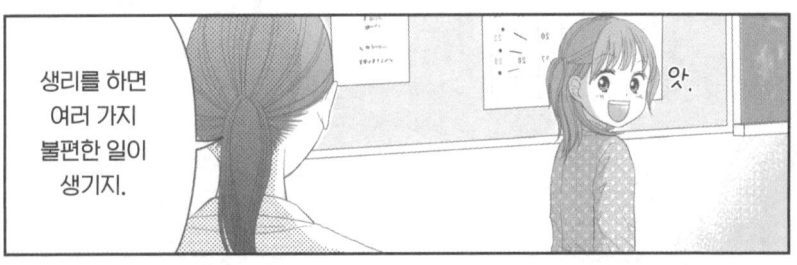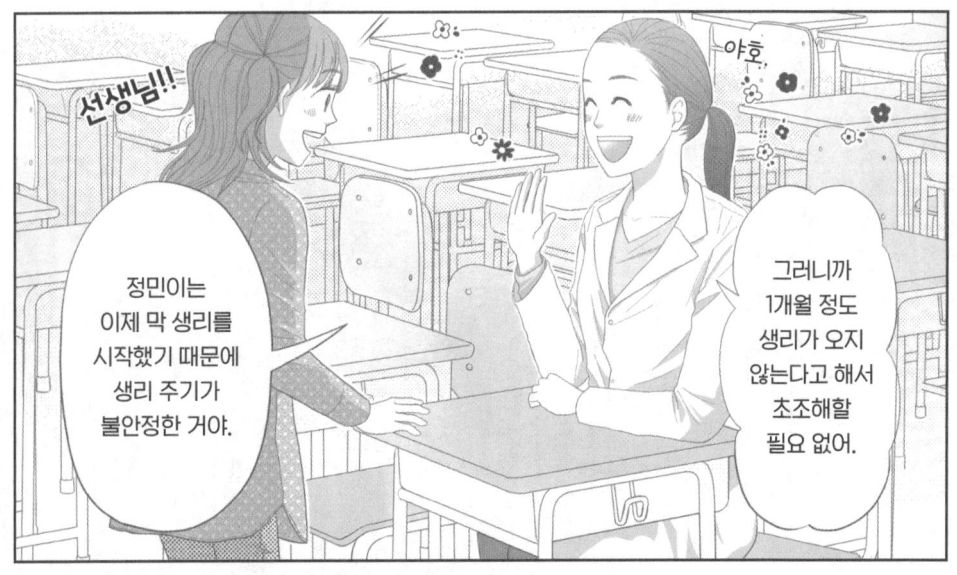

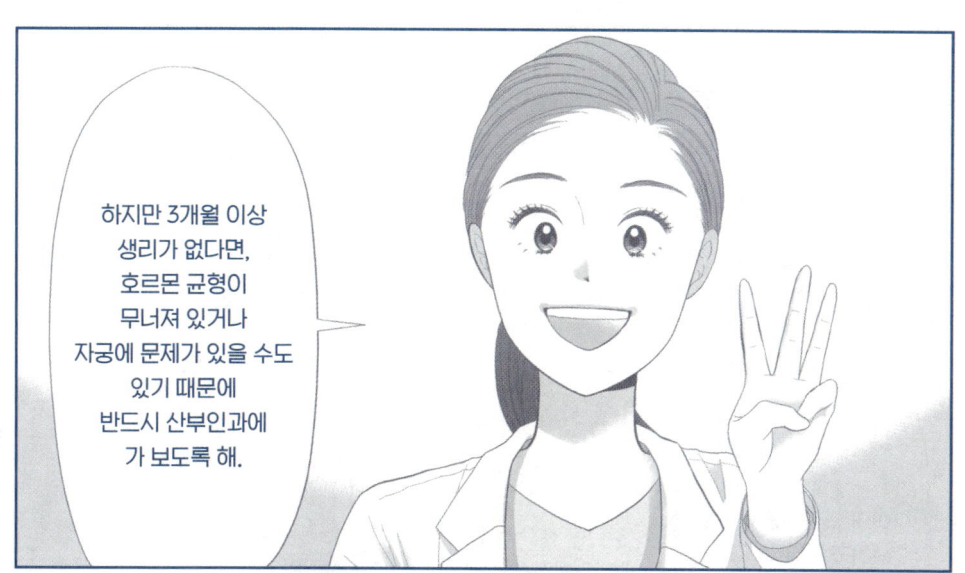

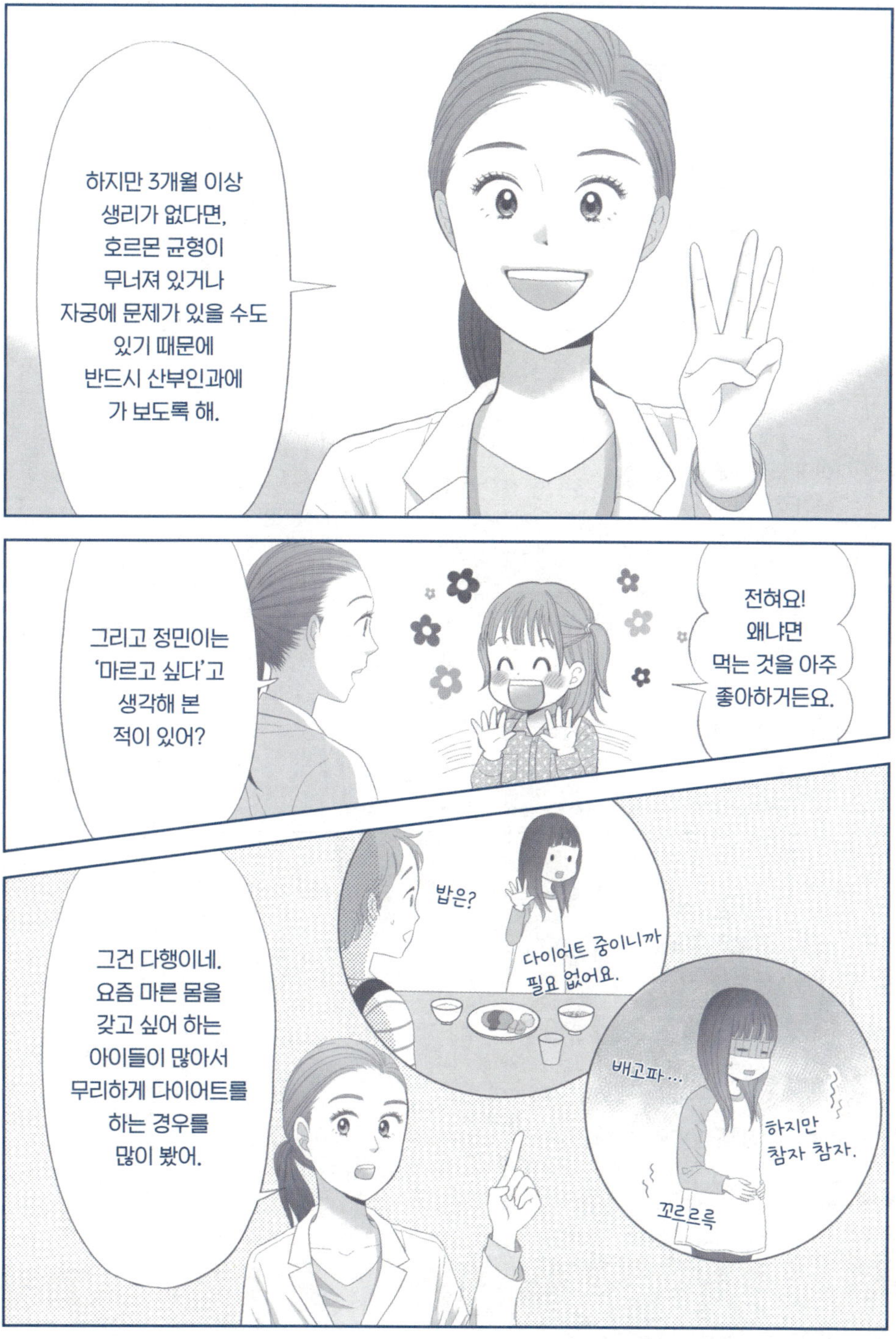

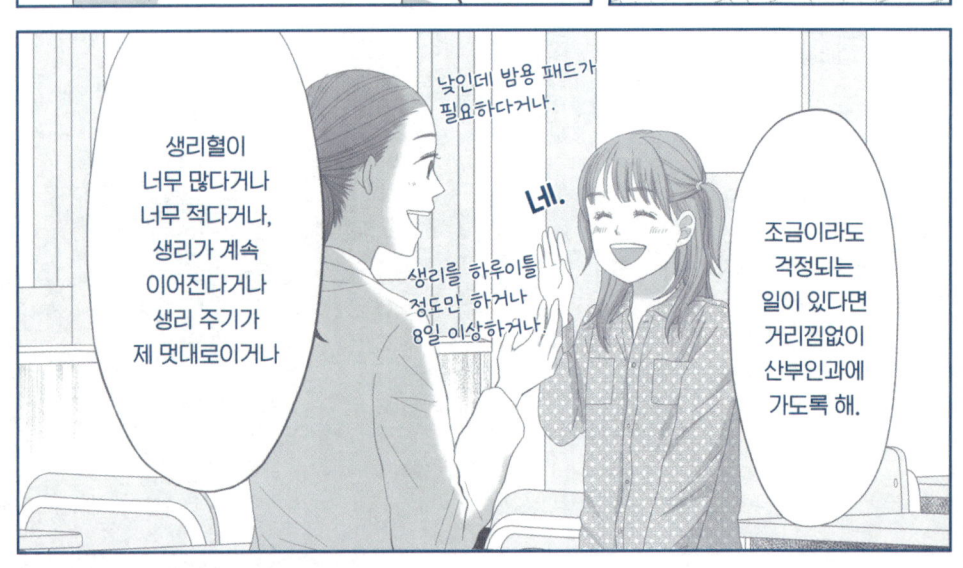

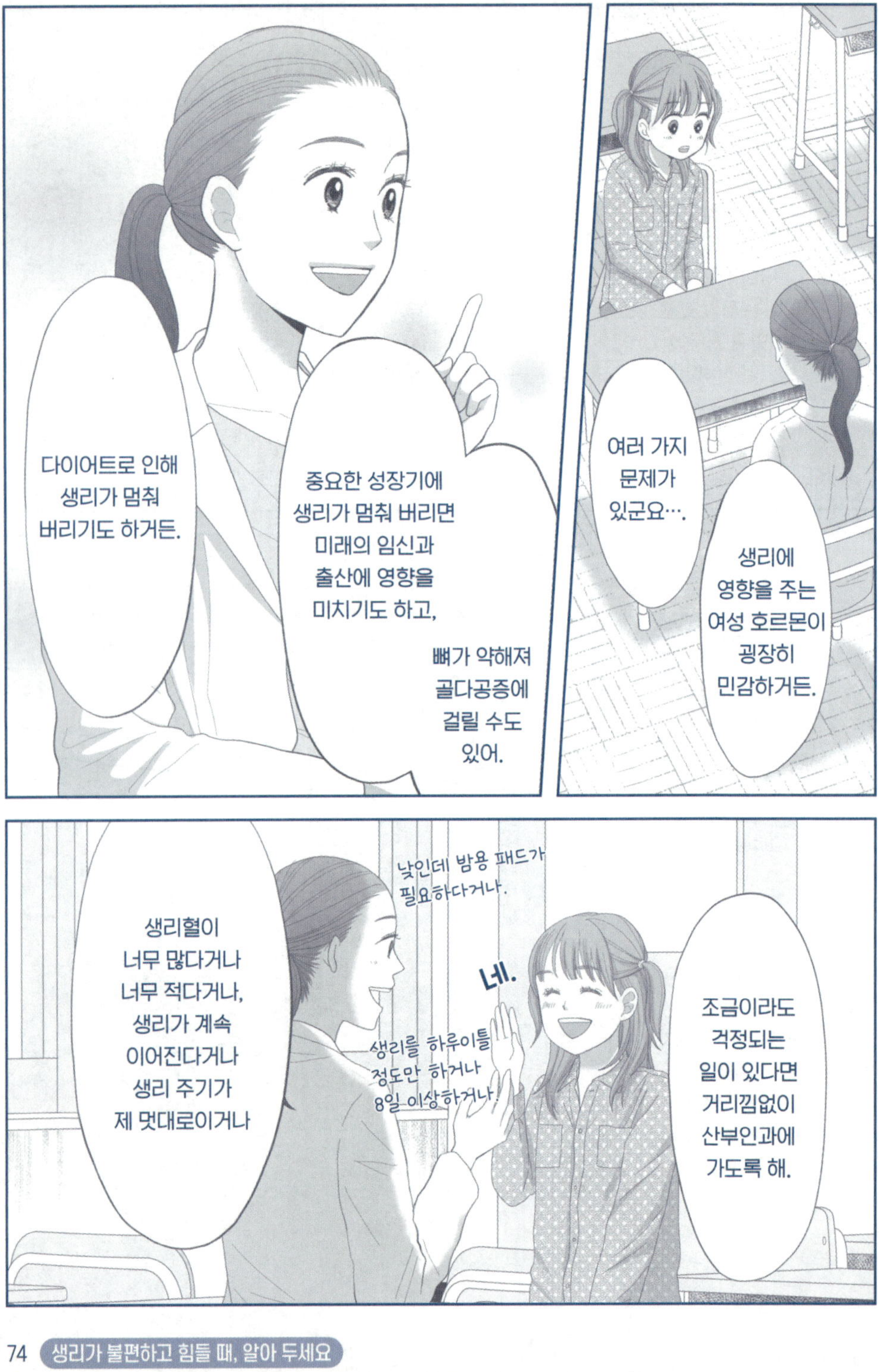

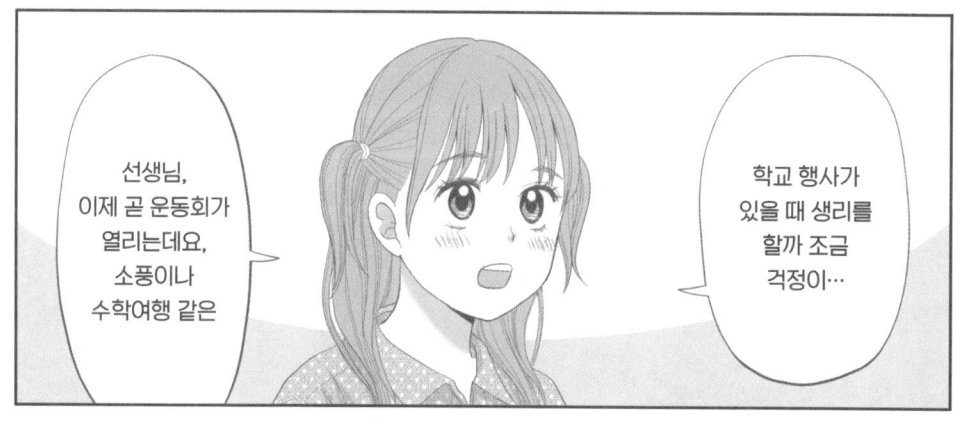

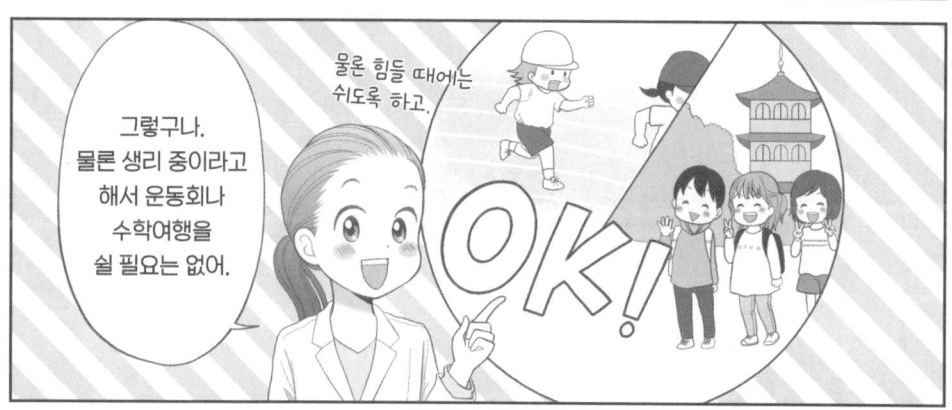

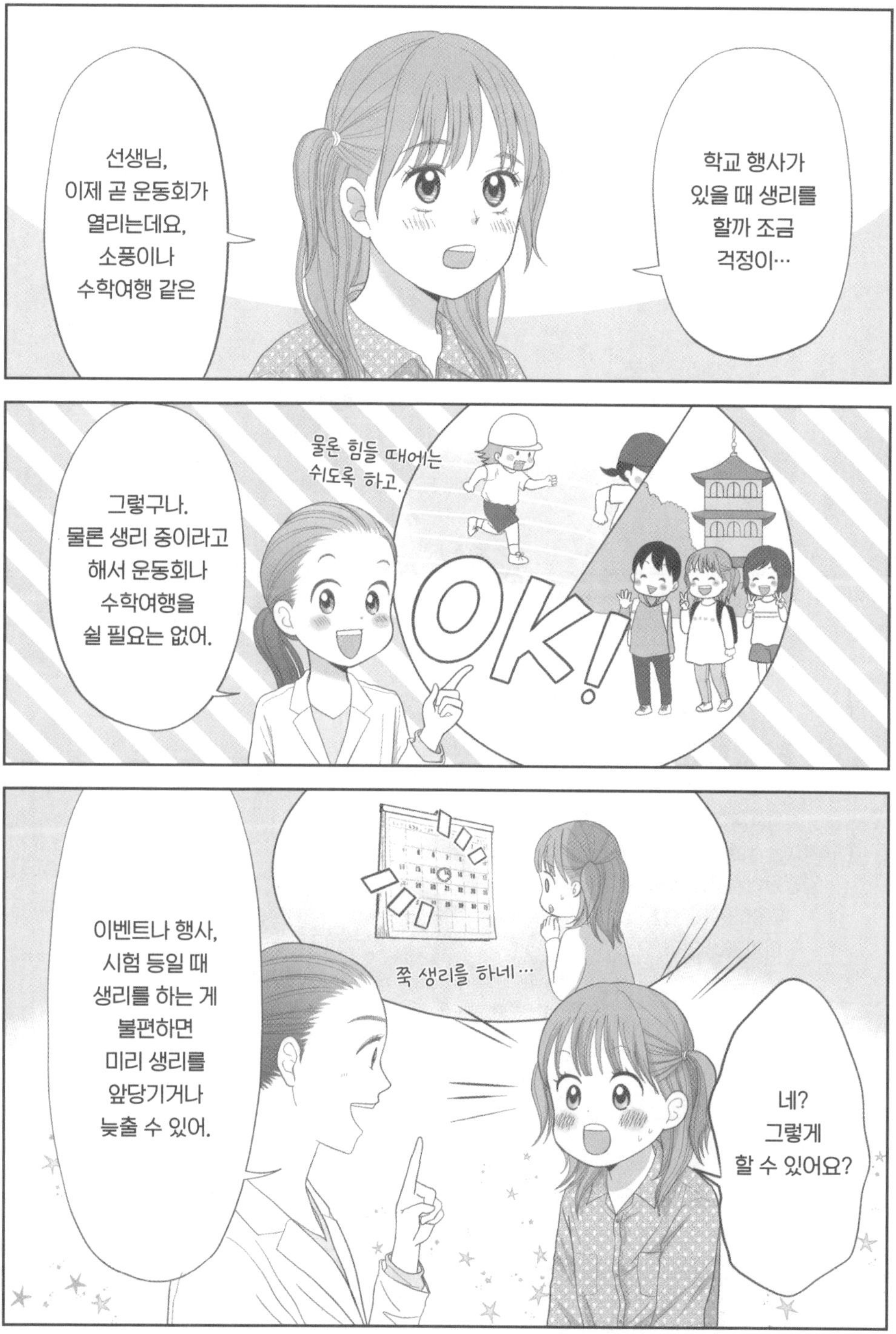

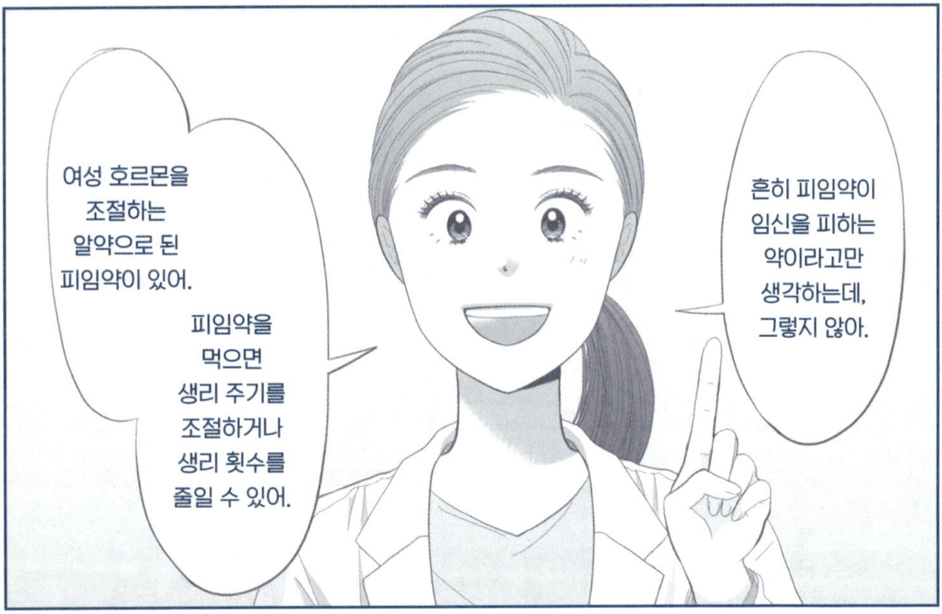

여성 호르몬을 조절하는 알약으로 된 피임약이 있어.

피임약을 먹으면 생리 주기를 조절하거나 생리 횟수를 줄일 수 있어.

흔히 피임약이 임신을 피하는 약이라고만 생각하는데, 그렇지 않아.

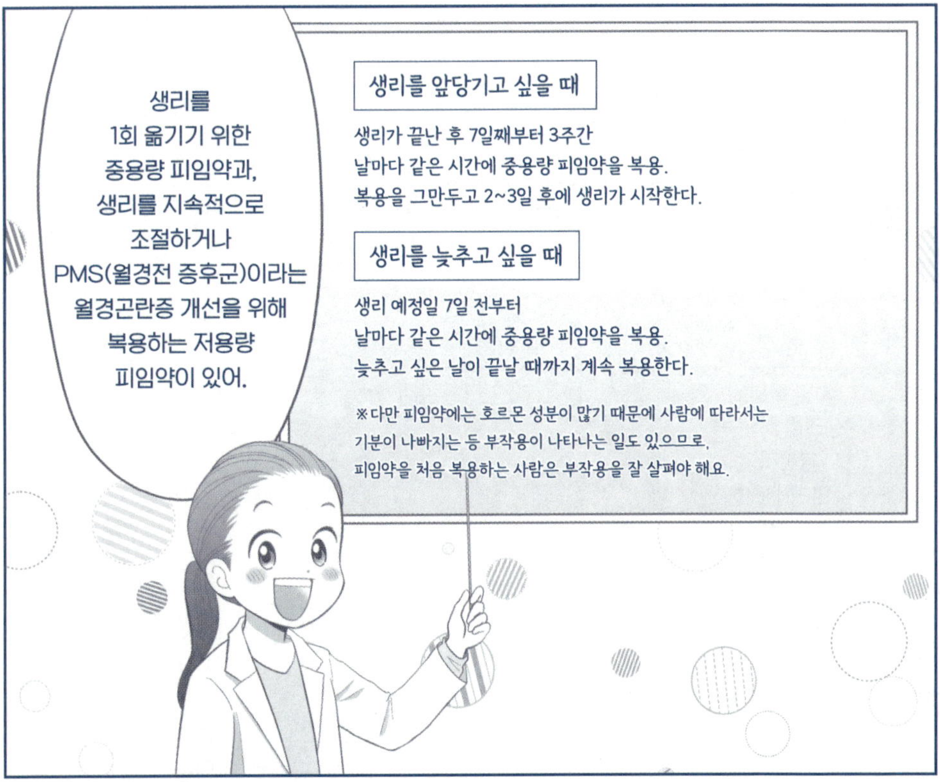

생리를 1회 옮기기 위한 중용량 피임약과, 생리를 지속적으로 조절하거나 PMS(월경전 증후군)이라는 월경곤란증 개선을 위해 복용하는 저용량 피임약이 있어.

생리를 앞당기고 싶을 때

생리가 끝난 후 7일째부터 3주간 날마다 같은 시간에 중용량 피임약을 복용. 복용을 그만두고 2~3일 후에 생리가 시작한다.

생리를 늦추고 싶을 때

생리 예정일 7일 전부터 날마다 같은 시간에 중용량 피임약을 복용. 늦추고 싶은 날이 끝날 때까지 계속 복용한다.

※다만 피임약에는 호르몬 성분이 많기 때문에 사람에 따라서는 기분이 나빠지는 등 부작용이 나타나는 일도 있으므로, 피임약을 처음 복용하는 사람은 부작용을 잘 살펴야 해요.

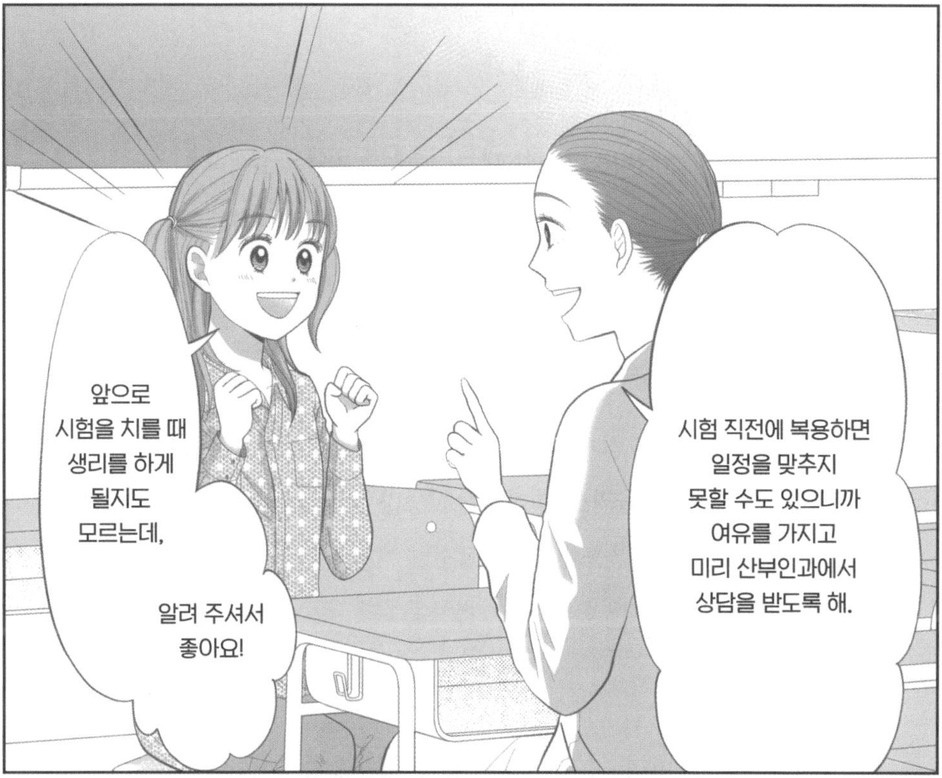
앞으로
시험을 치를 때
생리를 하게
될지도
모르는데,
알려 주셔서
좋아요!
시험 직전에 복용하면
일정을 맞추지
못할 수도 있으니까
여유를 가지고
미리 산부인과에서
상담을 받도록 해.

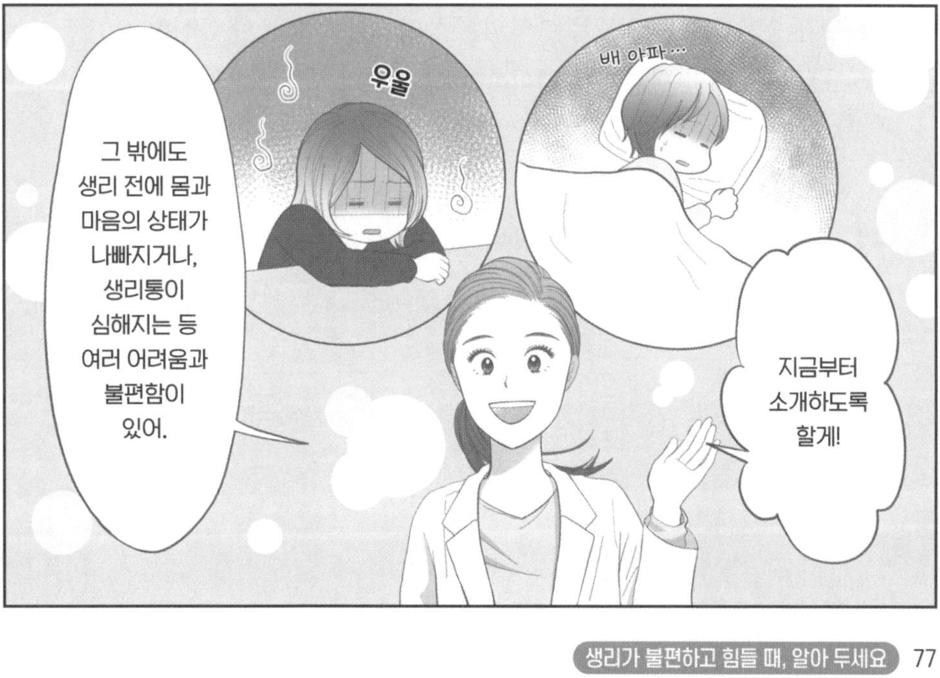
그 밖에도
생리 전에 몸과
마음의 상태가
나빠지거나,
생리통이
심해지는 등
여러 어려움과
불편함이
있어.
우울
배 아파…
지금부터
소개하도록
할게!

궁금해요!

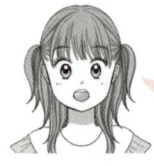

Q 생리통이 심할 때는 진통제를 먹어도 될까요?

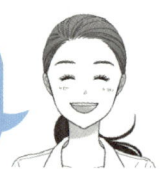

A 복용법을 잘 지켜서 먹으면 괜찮아요. 생리할 때마다 아프다면 산부인과에 가 보세요.

진통제는 약국에서 살 수 있어요. 효능·효과에 '생리통'이라고 쓰여 있으면 어떤 것을 골라도 괜찮아요. '생리통 정도는 참아야 해' 하면서 진통제를 먹지 않는 사람도 있지만 약을 먹어서 통증을 조절하는 것은 매우 중요해요. 먹고 좋아진다면 복용법을 잘 지켜서 먹는 것이 좋아요. 약이 효과를 낼 때 까지 시간이 걸리기 때문에, 아플 것 같은 느낌이 들 때 먹으면 효과가 빨라요. 생리가 시작되기 며칠 전부터 배나 허리가 아픈 경우에도 미리 먹어 두면 통증을 예방할 수 있어요. 생리 때마다 진통제를 먹는 정도로는 약의 내성이 생기지 않으니 안심하세요. 그보다도 매번 진통제를 먹어야만 할 정도의 생리통이 있다는 것이 문제예요. 생리를 할 때 아픈 것이 당연하고, 참는 것이 당연하지 않아요. 진통제를 먹을 정도의 통증이 있다면, 반드시 산부인과에 가서 상담을 받으세요. 자궁내막증 등의 질병이 발견되는 일도 있고, 진통제를 먹지 않아도 해결할 수 있는 치료를 받을 수도 있어요. 절대 그냥 두지 마세요.

생리통에 대해

생리할 때 배 이외의 다른 아픈 곳이 있나요?

생리할 때 아픈 곳은 배뿐만 아니에요. 머리나 허리의 통증을 호소하는 사람도 많아요. 배 이외의 부위가 아파서 참지 못할 경우에 맞는 치료법도 있으니 거리끼지 말고 산부인과에서 상담을 받도록 하세요.

구역질도 해요. 이것도 생리통 때문인가요?

맞아요. 생리통의 증상 중 하나예요. 통증의 원인이 되는 프로스타글란딘이라고 하는 호르몬이 위를 수축시키는 작용도 하기 때문에 구역질 같은 증상이 나타날 수 있어요.

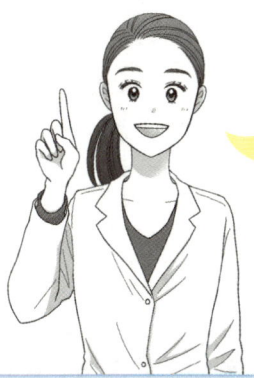

생리를 할 때 아픈 것이 당연하지 않아요. 참지 말고 상담을 해 주세요.

궁금해요!

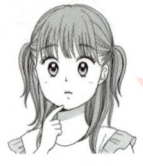

Q 초등학생이 피임약을 먹어도 괜찮을까요?

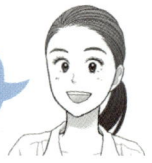

A 생리를 시작했다면 초등학생이라도 문제없어요.

'사춘기 아이가 피임약을 먹으면 몸에 나쁘다', '키가 자라지 않는 것이 아닐까' 하는 걱정을 많이 해요. 하지만 세계보건기구(WHO)에서는 생리를 시작했으면 피임약을 먹어도 문제가 없다고 발표했어요.
여성의 2차 성징은 가슴이 부풀고, 그다음 음모가 나고, 급속히 키가 자라다가 생리를 시작하는 순서로 찾아와요. 그렇기 때문에 여성호르몬 양이 불충분한 생리 시작 전에는 피임약을 처방할 수 없어요. 생리를 시작하고 배란이 일어나면 여성 호르몬인 에스트로겐의 작용에 의해, 키 성장을 느리게 하는 스위치가 켜져요. 물론 갑자기 키 성장이 멈추는 것은 아니고 일반적으로 그 후에도 수년간은 자라요. 따라서 피임약에 포함된 여성 호르몬으로 인해 키 성장이 멈추는 것은 아니에요. 걱정스러운 경우에는 산부인과에서 상담을 받으세요. 사춘기에는 동아리 활동이나 시험 등으로 바쁘기 때문에, 생리를 잘 조절하면서 즐거운 학교생활을 보내길 바라요.

알아 두면 좋은 피임약

피임약은 곧 피임하는 약(임신을 피하기 위한 약)이라는 고정관념이 있어요. 하지만 배란이나 생리를 조절하고 생리통이나 생리 전의 나쁜 몸 상태의 치료에도 사용해요.

학교에 가지 못할 정도의 심한 생리통인 경우 월경곤란증이라고 해서 치료 대상이 되기 때문에 '저용량 피임약'이 사용되며 보험도 적용돼요. 저용량 피임약이라고 해도 출혈이나 체중 증가 등의 부작용이 있을 수 있어요. 생리 날짜를 옮길 때에는 '중용량 피임약'을 써요. 치료가 아니기 때문에 보험은 적용되지 않아요. 중용량 피임약에는 호르몬 양이 많기 때문에, 복용 시 구역질이나 두통 등의 부작용을 일으키는 경우도 있어요. 인터넷에서 판매되고 있는 피임약은 우리나라에서는 승인되지 않은 것이 많아 부작용에 대처하기 어렵기 때문에 구입하지 않는 것이 좋아요.

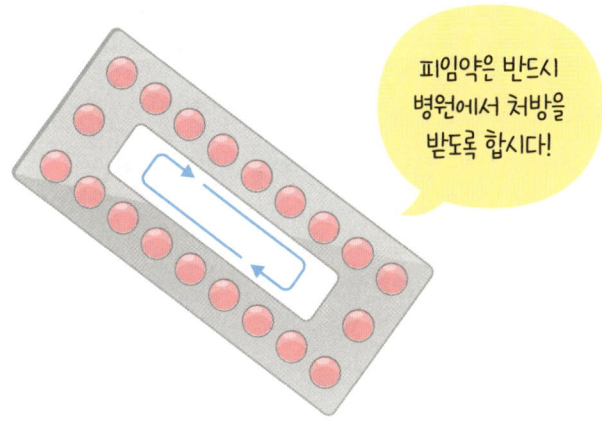

피임약은 반드시 병원에서 처방을 받도록 합시다!

궁금해요!

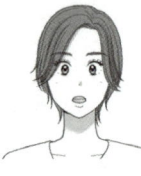

Q 생리하기 전에는 몸 상태가 나빠져요.

A 생리 전이 되면 몸과 마음의 상태가 나빠지는 월경전 증후군이에요.

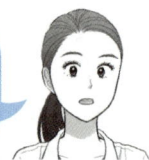

생리가 시작되기 3~10일 전부터 몸과 마음의 상태가 나빠지는 것을 월경전 증후군(PMS)이라고 해요. 가벼운 증상까지 포함하면 여성의 70~80%가 경험하고 있다고 해요. 월경전 증후군의 증상은 여러 가지가 있으며 생리를 시작하면 증상이 나아지는 것이 특징이에요. 증상의 정도는 사람마다 달라요.

특히 감정 기복이 심한 경우를 월경전 불쾌 기분장애(PMDD)라고 해요. 월경전 증후군과 월경전 불쾌 기분장애는 저용량 피임약이나 한약을 먹으면 대부분 좋아지는 일이 많기 때문에, 병원에서 상담을 받으세요. 월경전 증후군과 월경전 불쾌 기분장애가 있는 사람은 한 달의 반 정도는 몸의 컨디션이 좋지 않은 것이기에 삶의 질이 많이 떨어져요. 더욱 적극적으로 병원에서 진찰을 받아야 해요.

월경전 증후군 증상

생리 전의 불쾌 증상은 다양해요. 몸과 마음에 나타나는 증상을 잘 기록해 두었다가 반복적으로 일어나면 반드시 병원을 방문하세요.

몸에 나타나는 증상

- 쉽게 피곤해지고 나른하다
- 두통이 있다
- 요통이 있다
- 몸이 붓는다
- 배에 가스가 차 불편하다
- 피부가 거칠어진다
- 가슴이 팽팽해지고 아프다
- 변비나 설사를 한다
- 졸리거나 잠들지 못한다
- 얼굴이 벌게진다

마음에 나타나는 증상

- 짜증이 난다
- 우울해진다
- 울고 싶어진다
- 집중력이 떨어진다
- 화가 잘 난다
- 침착함이 없어진다
- 감정 기복이 심해진다
- 멍해진다

궁금해요!

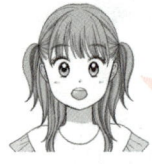

Q 생리 전이 되면 변비나 설사를 하기도 하나요?

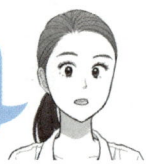

A 네, 변비나 설사도 월경전 증후군(82쪽) 증상 중 하나예요. 여성 호르몬의 영향 때문이에요.

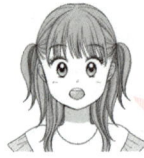

Q 생리가 가까워지면 피부가 거칠어지거나 뾰루지가 나는데요. 왜 그런가요?

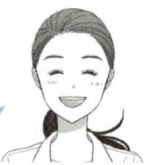

A 배란을 하고 생리가 시작될 때까지 호르몬의 변화가 크기 때문이에요.

변비나 설사, 그리고 피부가 거칠어지거나 뾰루지가 나는 것도 월경전 증후군 증상 중 하나예요. 배란을 한 다음에는 프로게스테론이라는 호르몬이 많이 나와요. 이 호르몬이 몸의 수분을 빼앗기 때문에 장으로 수분이 가지 않아 변비가 생기기도 해요. 동시에 장의 움직임을 더디게 만들어 변이 나오기가 더 어려워져요. 반대로 생리가 시작되면 이번에는 프로스타글란딘이라는 호르몬이 나와요. 이 호르몬이 장을 수축시키기 때문에 배설이 좋아지거나 설사가 나오기도 해요. 마찬가지로 피부가 거칠어지거나 뾰루지가 나는 것도 호르몬의 영향이에요.

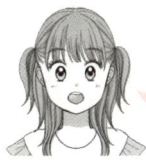 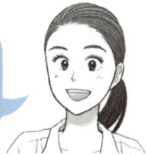

Q 자는 동안 생리혈이 속옷에 묻었어요. 뭐가 잘못된 걸까요?

A 잠자는 자세가 문제일 수 있어요. 생리 용품이 몸에 잘 맞는지 점검해 보세요.

자는 동안 패드형 생리대가 움직이는 경우라면 팬티형 생리대를 사용하거나, 위생 팬티에 날개형 패드를 단단히 붙여 사용해 보세요. 피가 샐 빈틈을 가능한 만들지 않는 것이 중요해요. 생리혈의 양이 너무 많아서 새는 경우는 어딘가 문제가 있을 가능성도 있으므로 병원에 가 보세요.

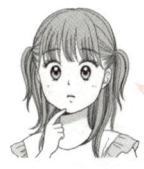 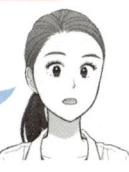

Q 생리 중에 어지럽거나 졸리기도 하는데 빈혈일까요?

A 혈압이 내려가 있는 것일 수도 있어요.

생리 중 빈혈은 두 가지 유형이 있어요. 생리혈의 양이 많아서 혈액 양이 부족해서 생기는 철결핍성 빈혈과 혈압이 낮아져서 뇌로 향하는 혈류가 약해서 생기는 뇌빈혈이 있어요. 머리가 어질어질하거나 졸음이 오는 것은 뇌빈혈의 증상이에요. 스스로는 판단하기 어려우므로 산부인과에서 진찰을 받도록 하세요.

궁금해요!

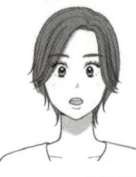

Q 생리혈의 양이 많아요. 괜찮은 건가요?

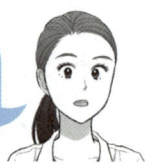

A 낮에도 밤용 생리대를 쓸 정도면 이상이 있는 것일 수도 있어요.

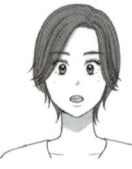

Q 피가 덩어리로 나오는 경우는요?

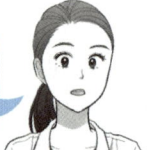

A 생리를 할 때마다 핏덩어리가 나온다면 병원에 가야 해요.

생리혈의 양은 다른 사람과 비교하는 것이 어렵기 때문에, 자신의 생리량이 적당한지 알기 어렵죠. 하지만 '낮에도 밤용 패드를 써야만 할 정도의 양이 나온다', '일반적인 낮용 패드가 1시간도 유지되지 않는다', '핏덩어리가 반복해서 나온다' 같은 상태면 과다 월경이라고 볼 수 있어요. 과다 월경이 되면 빈혈이 생기기 쉽고 다른 질병이 있을 가능성도 있으므로, 빨리 병원에서 상담을 받아야 해요.

★ 생리혈의 양이 적으면 ★

생리혈의 양이 가장 많은 이틀째에도 팬티라이너로 해결이 될 만큼 양이 적으면 과소 월경이에요. 자궁이나 호르몬의 이상일 수 있으니 병원에서 진찰을 받으세요.

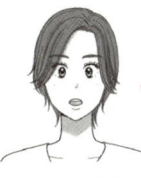

Q 생리 주기가 들쑥날쑥한데 괜찮나요?

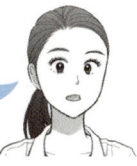

A '생리 불순'으로 어딘가 문제가 있을 수도 있어요.

생리 주기가 들쑥날쑥하고 안정되어 있지 않는 것을 생리 불순이라고 해요. 정상적인 주기인 25~38일에서 1주일 이내의 차이라면 문제없지만, 1주일 이상 차이가 계속되면 생리 불순으로 볼 수 있어요. 호르몬 균형이 흐트러져 있거나, 출혈이 있어도 배란이 되지 않는 문제가 있거나, 그 밖의 질병일 가능성도 있어요.

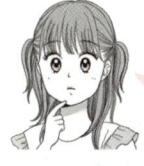

Q 생리 때 냄새가 날까 봐 걱정돼요.

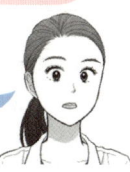

A 생리대를 자주 갈아 주세요.

질에서 막 나온 생리혈은 거의 냄새가 안 나지만, 시간이 지나면 세균이 번식하면서 비릿한 냄새가 나요. 생리혈의 양이 많은 날은 생리대를 자주 교환하지만 적은 날은 오랫동안 그대로 두어 냄새가 심해지기도 해요. 적은 양이라도 피부에 닿는 시간이 길면 염증이 일어나기 쉬워요. 양이 적어지면 소형 생리대로 바꾸어 자주 갈아 주세요.

궁금해요!

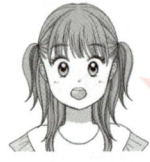

Q 스트레스 때문에 생리가 멈추기도 하나요?

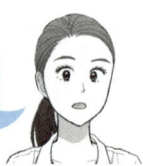

A 그럼요! 그래서 다이어트를 너무 심하게 하면 생리가 멈추는 거예요.

생리는 자궁이 혼자서 만드는 것이 아니라 뇌, 난소, 자궁의 상호작용으로 일어나요. 먼저 난소에 신호를 보내면 난소는 다시 자궁으로 신호를 보내요. 만약 큰 스트레스를 받으면 뇌는 생명을 지키는 일을 우선하기 때문에 '지금은 임신을 할 때가 아니야!'라며 난소에 신호 보내는 일을 멈춰요. 극단적인 다이어트를 하면 우리 뇌는 생명의 위협으로 느껴 생리를 멈추게 해요. 힘든 운동이나 극단적인 체중 조절을 해야 하는 여성 운동선수에게 종종 일어나는 일이에요. 그래서 감독이나 코치에게 생리에 대해 교육을 받게 해야 한다는 사회적 요구가 있어요.

사춘기는 외모에 관심이 많은 시기인 만큼 다이어트를 하는 아이가 많아요. 그러나 생리와 정상적인 여성 호르몬의 분비는 건강한 몸과 마음을 만드는 데 매우 중요하기 때문에 이 시기 만큼은 다이어트를 하면 안 돼요.

이것만은 꼭 기억해요

1. 생리통은 참지 말고 진통제를 복용하세요. 생활에 지장이 생길 정도의 통증은 병원에 가야 해요.

2. 생리를 시작했다면 피임약을 먹어도 괜찮아요.

3. 생리 중뿐만 아니라, 생리 전부터 몸과 마음에 다양한 증상이 나타날 수 있어요.

4. 변비나 설사, 빈혈 등 생리로 인해 조금이라도 걱정이 되는 일이 있다면 병원에 가세요.

5. 스트레스나 무리한 다이어트로 생리가 멈추기도 해요.

더 알아보기

HPV 백신으로 자궁경부암을 예방하자

자궁경부암은 백신으로 예방할 수 있는 몇 안 되는 암이에요.
자세히 알아볼까요?

20~30대의 젊은 여성에게 자궁경부암이 늘어나고 있어요.

자궁경부암이란?

자궁경부암이란 자궁의 입구인 자궁경부에 발생하는 암이에요. 최근 20~30대 젊은 여성 환자가 늘고 있어요. 빨리 발견하면 수술 등의 치료로 나을 수 있지만 걸린 사실을 깨닫지 못하는 경우도 많아서 알아차렸을 때에는 이미 암이 진행되어 상태가 나빠져 버린 경우가 많아요. 자궁경부암의 원인이 되는 HPV는 성관계에 의해 감염되기 때문에 성 경험이 있다면 누구라도 안심할 수 없어요. 자궁경부암은 백신으로 예방할 수 있는 몇 안 되는 암으로, HPV 백신을 접종하면 자궁경부암의 원인을 80% 이상 막을 수 있다고 해요. 성 경험을 하기 전에 맞는 것이 가장 좋은데, 이후에 맞더라도 예방 효과가 있으니 반드시 HPV 백신을 접종하도록 하세요.

HPV 백신에 대한 궁금증

몇 살까지 맞을 수 있나요? 얼마가 드나요?

HPV 백신 접종은 만 12~17세까지의 여성은 무료로 접종할 수 있어요. 이 시기를 놓쳤다고 하더라도 예방접종을 하는 것이 좋아요. 비용은 1회 접종에 10~20만 원이고, 백신의 종류에 따라 접종 횟수가 달라요.

HPV 백신은 어느 정도의 효과가 있나요?

HPV 백신은 80% 이상의 감염을 예방하지만 100%는 아니에요. 백신을 접종하고 20세가 되면 2년에 1회, 자궁경부암 검진을 받도록 권하고 있어요.

HPV 백신은 부작용이 있나요?

주사를 놓은 곳(팔)의 일시적인 붓기와 통증은 접종자의 약 80%에게 나타나요. 접종 후 의식을 잃는 경우도 때때로 보고되는데, 30분 정도 안정을 취하면 대부분 문제가 없어요. 또 손발을 움직이기 어려워하는 등의 부작용이 드물게 있을 수도 있어요. HPV 백신을 맞지 않은 사람에게도 비슷한 확률로 나타나는 증상이라 백신의 부작용으로 판단하기엔 무리가 있다고 봐요. 그 밖에 다양한 증상에 대해서도 연구가 이루어지고 있는데, HPV 백신과의 인과관계는 아직까지도 확실하지 않아요. 만약 접종 후 이상 반응이 생기면 예방접종피해 국가보상 신청을 할 수 있어요.

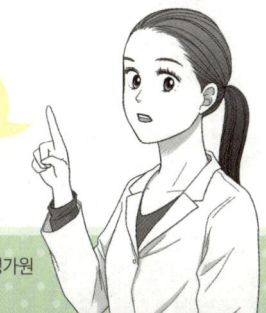

우리나라는 해마다 6만 명이 넘는 여성이 자궁경부암으로 진료를 받고 있으며, 약 900명이 사망하고 있어요.

※출처 건강보험심사평가원

> 20세가 되면

자궁경부암 검진으로 확실히 예방하자!

♥ 자궁경부암의 예방

HPV 백신 접종 + **자궁경부암 검진**

HPV 백신은 100여 종이 넘는 HPV 중 자궁경부암을 일으키는 고위험형 HPV와 콘딜로마가 원인인 저위험형 HPV를 예방해요. 검진을 통해 발견하기 어려운 바이러스도 있기 때문에 백신을 맞는 것이 중요해요. 한편 백신으로는 감염을 예방하지 못하는 일부 고위험형 HPV도 있어요. 검진을 받으면 자궁경부암을 일찍 발견할 수 있기 때문에 백신 접종과 검진 두 가지 모두 중요해요.

남자아이도 HPV 백신을 접종하면 좋아요

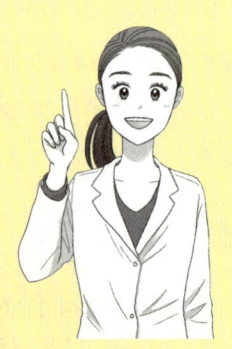

HPV는 여자아이뿐만이 아니라, 남자아이도 감염이 돼요. 남자아이가 HPV 백신을 맞으면 생식기와 항문 주변의 사마귀를 예방하고 항문암과 음경암도 예방할 수 있어요. 여성에게 바이러스를 감염시키지 않기 위해서라도 백신을 접종하는 것이 좋아요.

어른의 생리에 대해 미리 알아보아요

임신·출산과 생리

생리와 임신·출산은 떼려야 뗄 수 없는 관계예요. 나중에 아기를 낳는 경우에도 낳지 않는 경우에도 이 세 가지의 관계를 알아 두면 도움이 돼요.

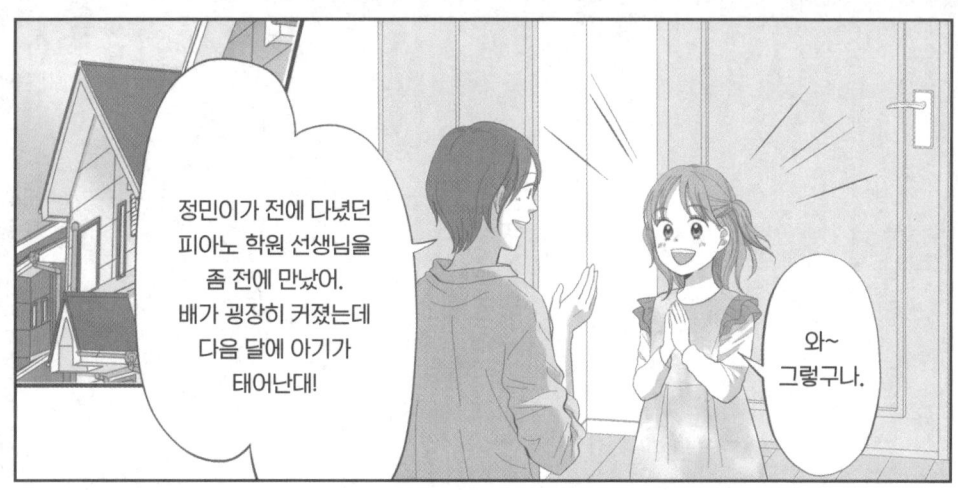

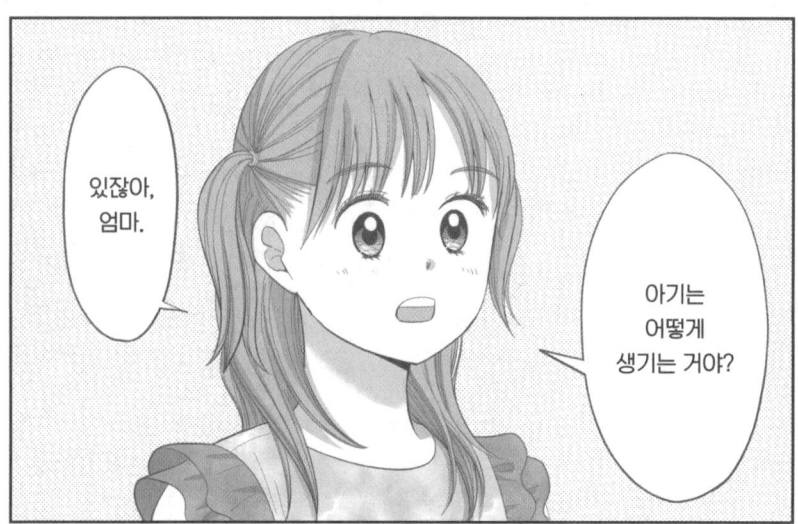

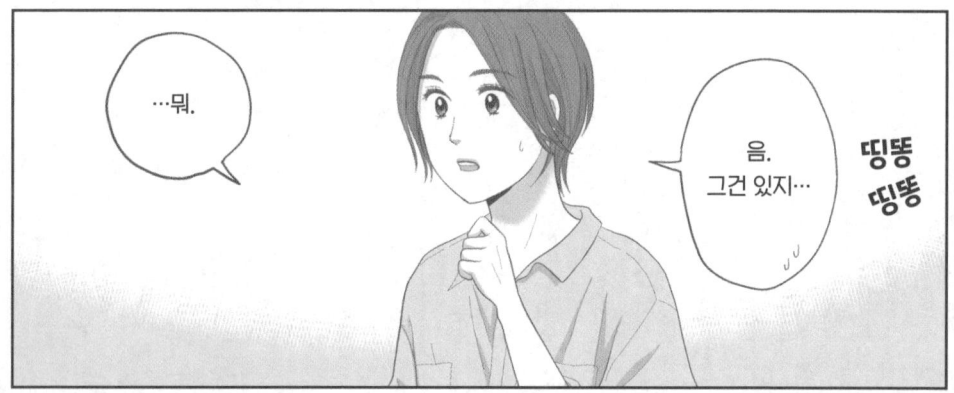

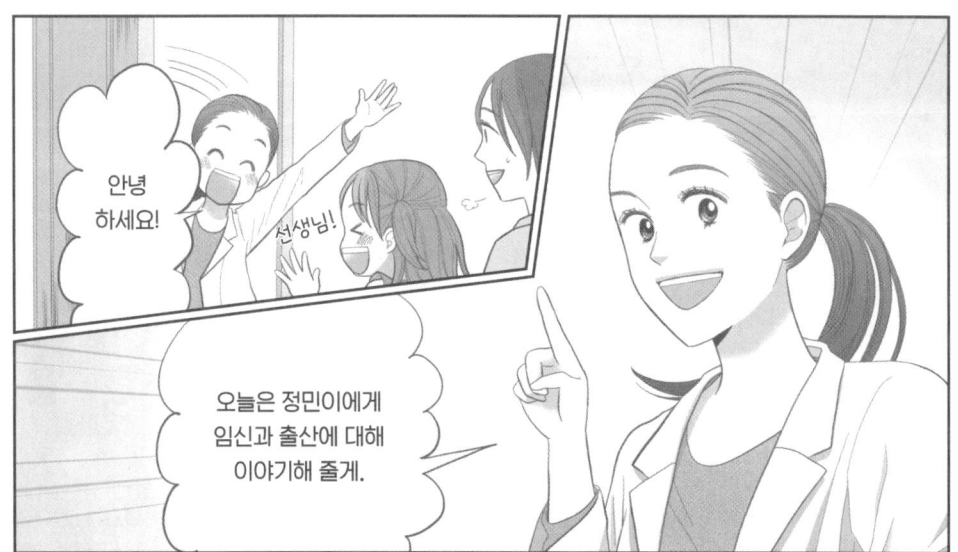

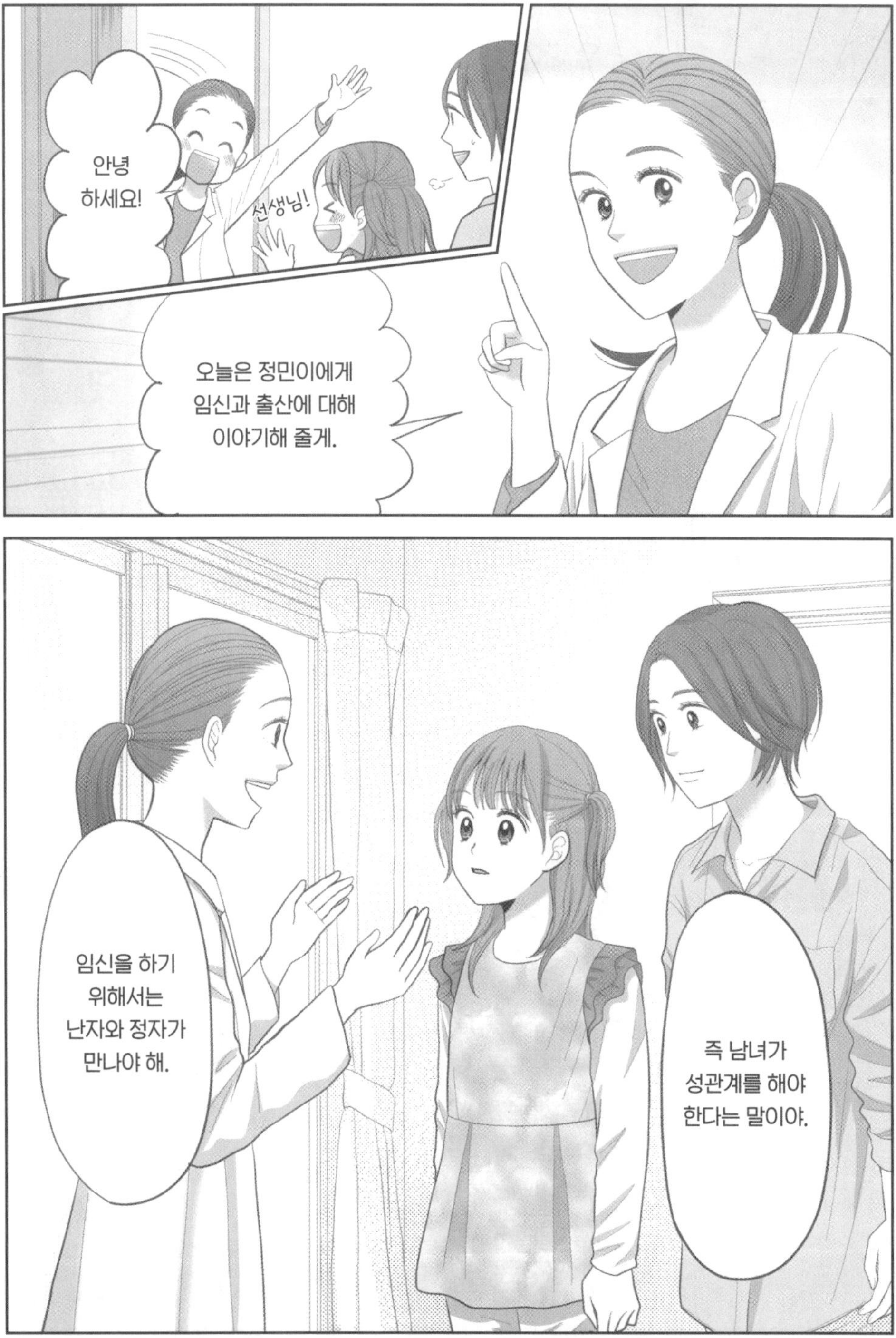

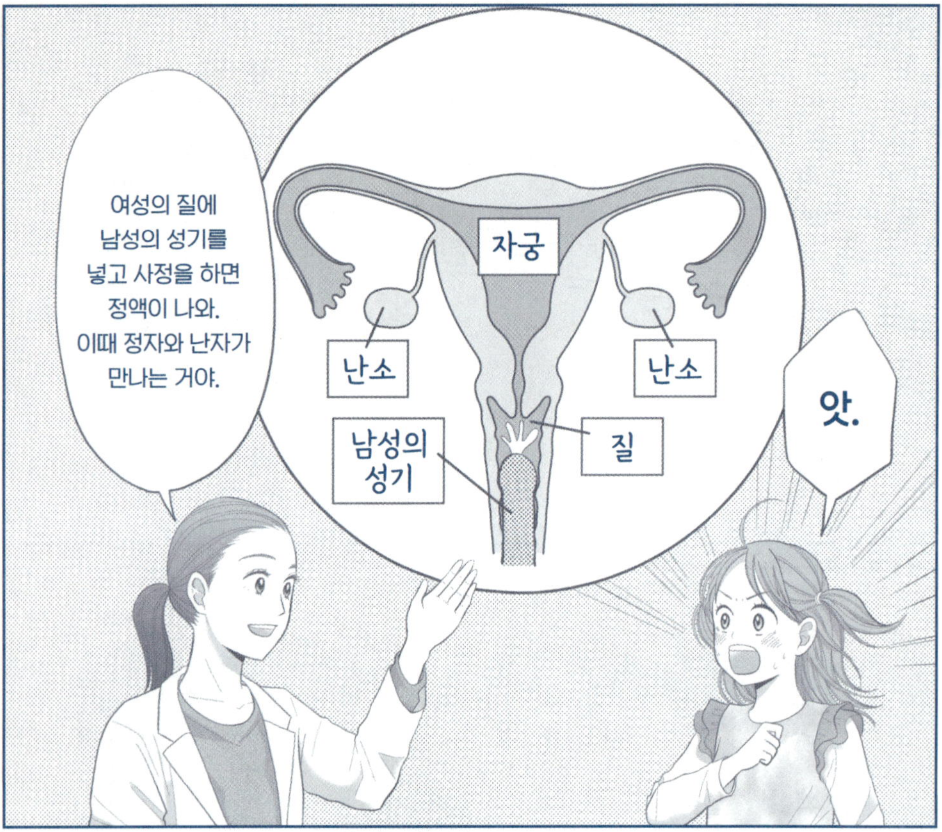

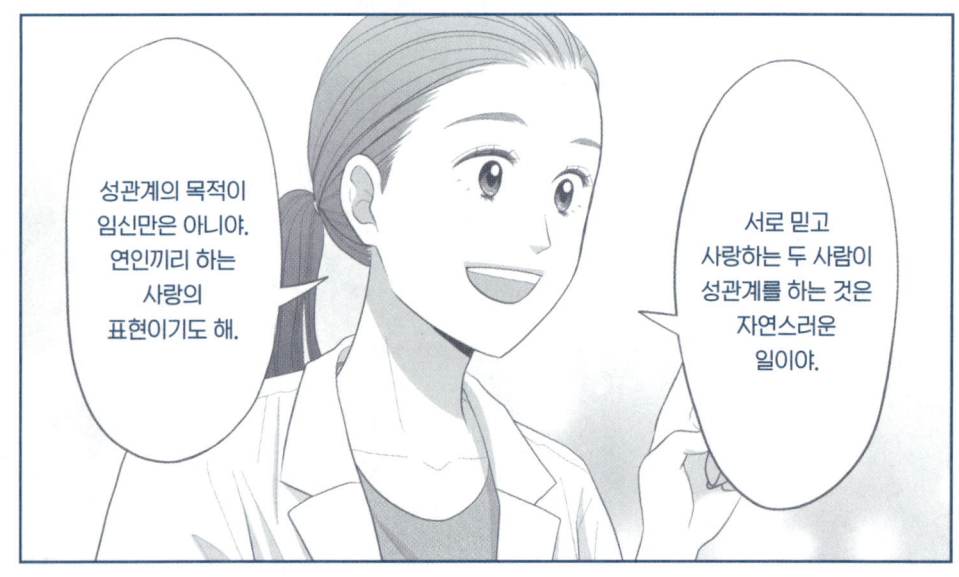

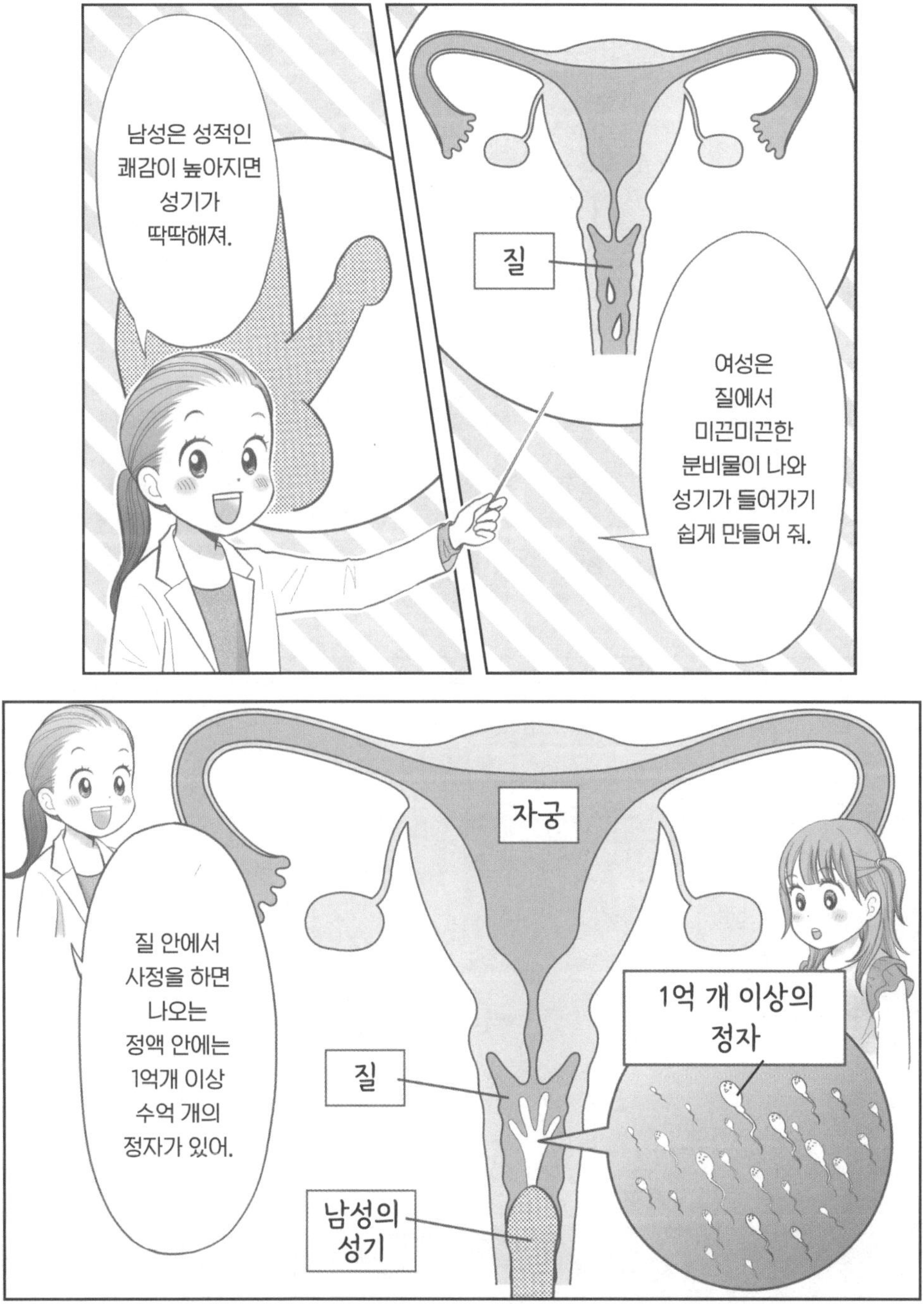

남성은 성적인 쾌감이 높아지면 성기가 딱딱해져.

질

여성은 질에서 미끈미끈한 분비물이 나와 성기가 들어가기 쉽게 만들어 줘.

자궁

질 안에서 사정을 하면 나오는 정액 안에는 1억개 이상 수억 개의 정자가 있어.

질

남성의 성기

1억 개 이상의 정자

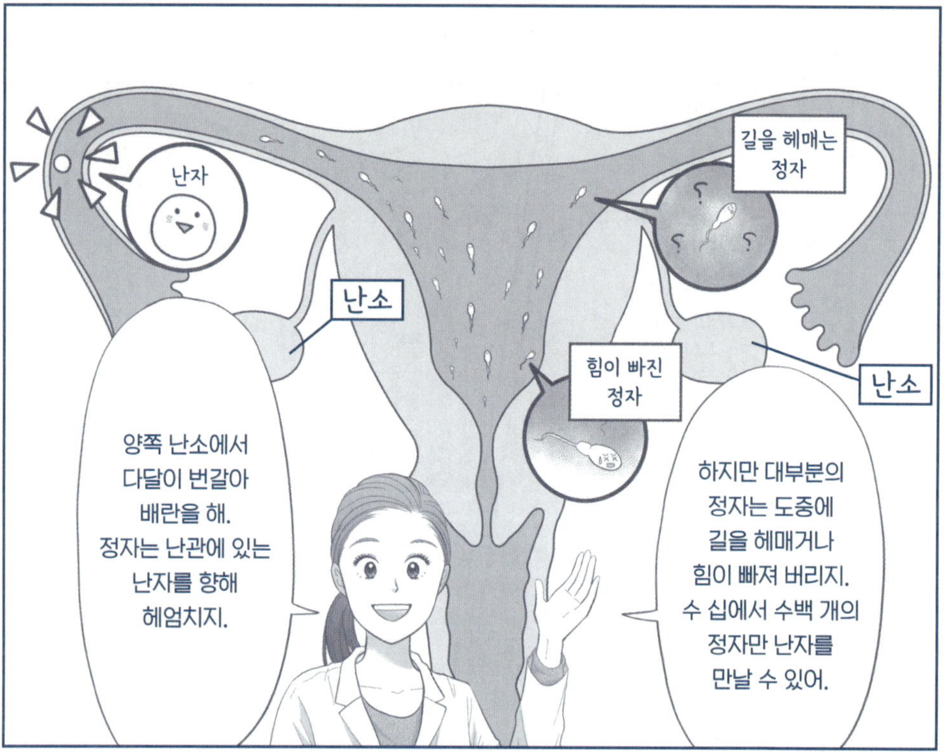

난자

길을 헤매는 정자

난소

힘이 빠진 정자

난소

양쪽 난소에서 다달이 번갈아 배란을 해. 정자는 난관에 있는 난자를 향해 헤엄치지.

하지만 대부분의 정자는 도중에 길을 헤매거나 힘이 빠져 버리지. 수 십에서 수백 개의 정자만 난자를 만날 수 있어.

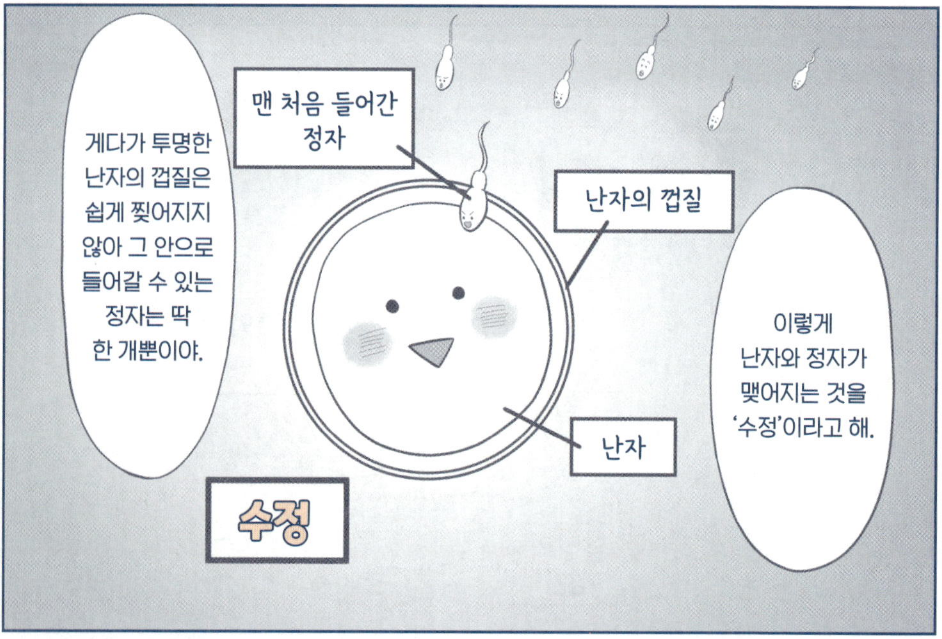

게다가 투명한 난자의 껍질은 쉽게 찢어지지 않아 그 안으로 들어갈 수 있는 정자는 딱 한 개뿐이야.

맨 처음 들어간 정자

난자의 껍질

난자

이렇게 난자와 정자가 맺어지는 것을 '수정'이라고 해.

수정

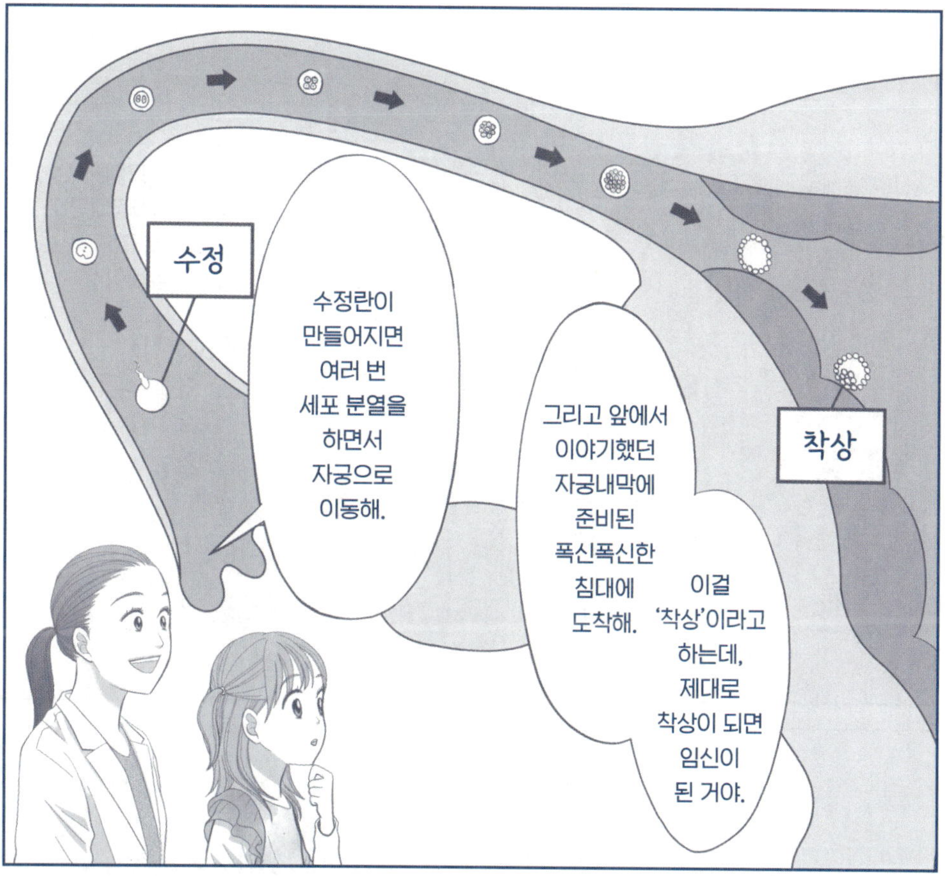

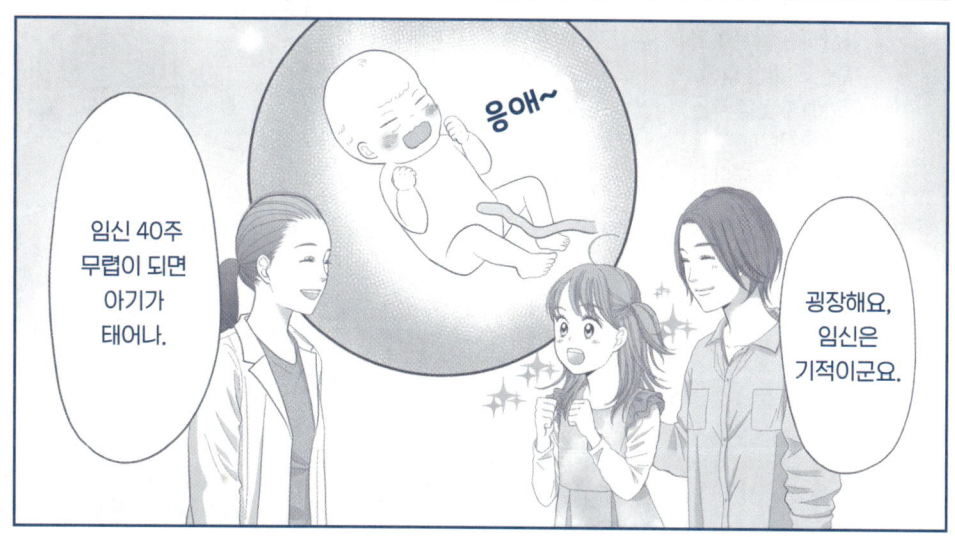

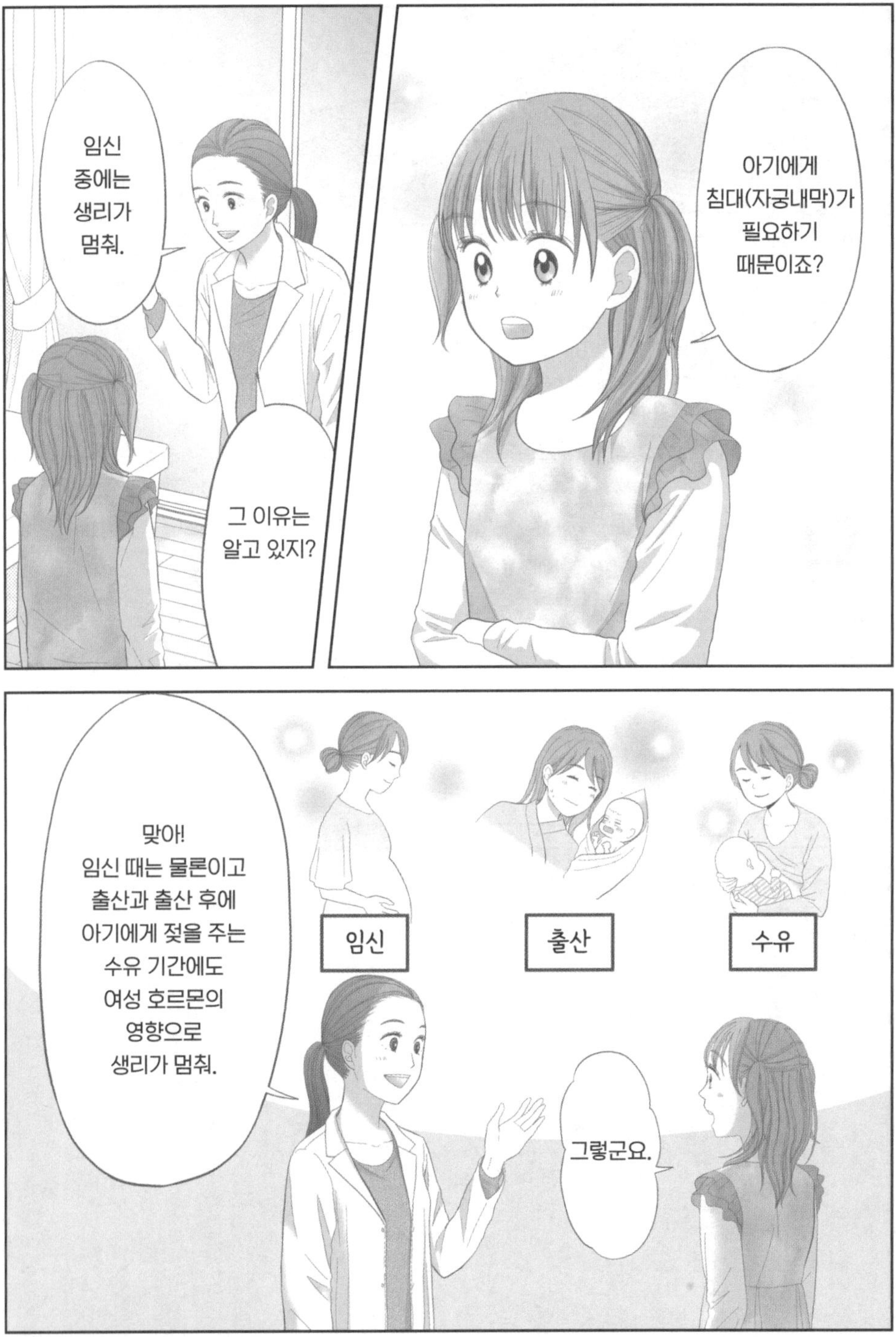

임신 중에는 생리가 멈춰.

그 이유는 알고 있지?

아기에게 침대(자궁내막)가 필요하기 때문이죠?

맞아! 임신 때는 물론이고 출산과 출산 후에 아기에게 젖을 주는 수유 기간에도 여성 호르몬의 영향으로 생리가 멈춰.

임신

출산

수유

그렇군요.

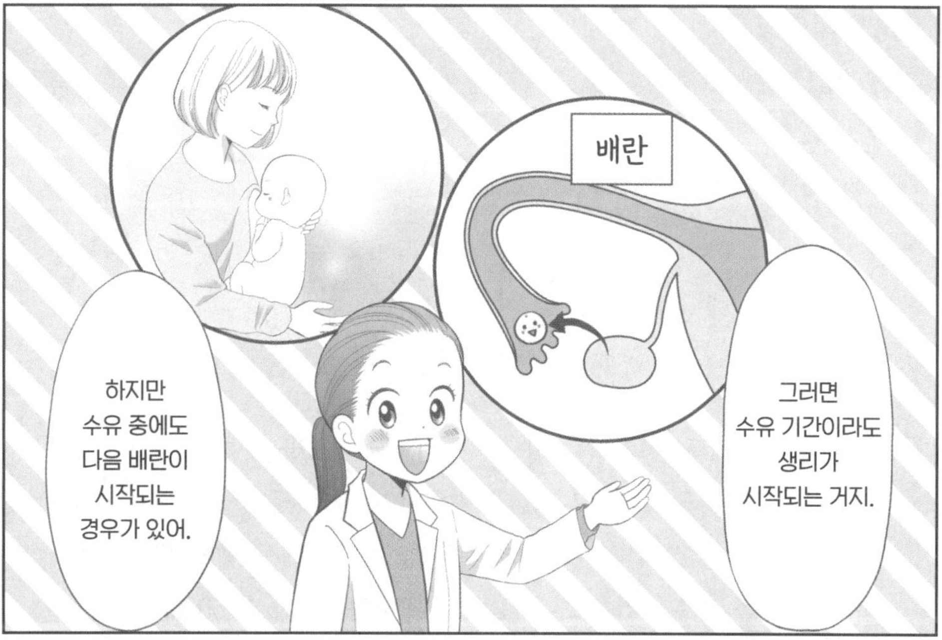

배란

하지만 수유 중에도 다음 배란이 시작되는 경우가 있어.

그러면 수유 기간이라도 생리가 시작되는 거지.

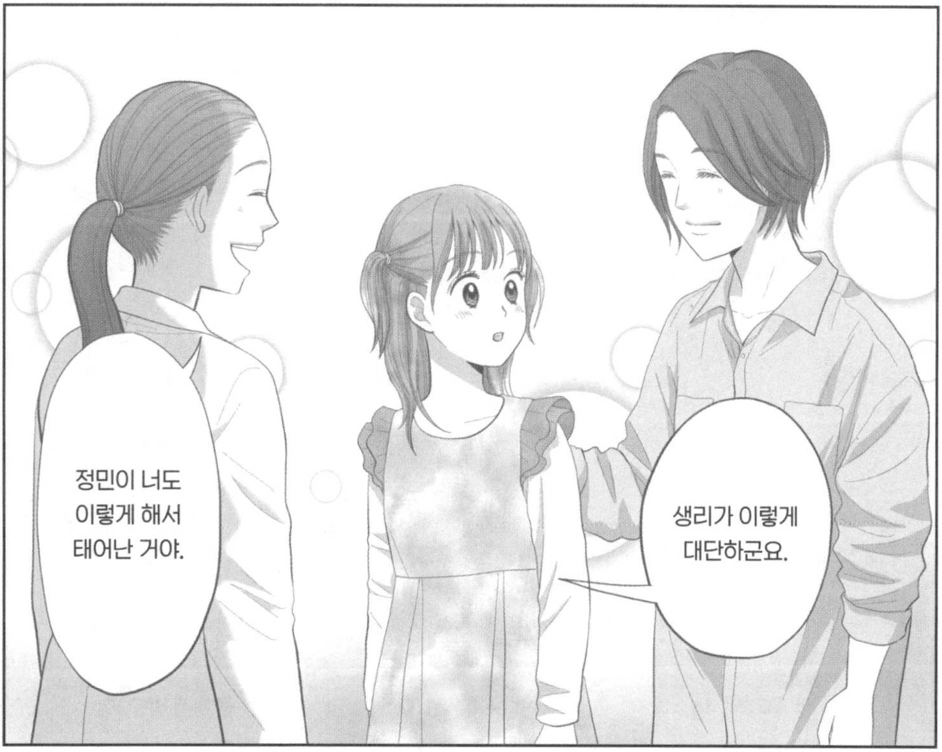

정민이 너도 이렇게 해서 태어난 거야.

생리가 이렇게 대단하군요.

어른의 생리에 대해 미리 알아보아요

궁금해요!

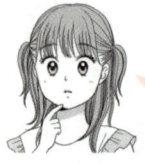

Q 아기는 배 속에서 얼마나 자라요?

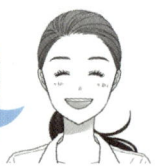

A 임신을 하고 10개월 동안 자라면 언제 태어나도 괜찮은 상태가 돼요.

임신을 알게 되는 계기는 대부분 생리가 늦어졌을 때예요. 생리예정일이 1주일 정도 지난 무렵이면 아기는 임신 2개월(임신 4주차)에 들어가 있어요. 이 시기의 아기는 매우 작아요. 자궁에서 점점 자라면서 제 모습을 갖추어 가죠. 임신 10개월에는 몸무게가 약 3000g쯤으로 언제 태어나도 괜찮은 상태가 돼요.

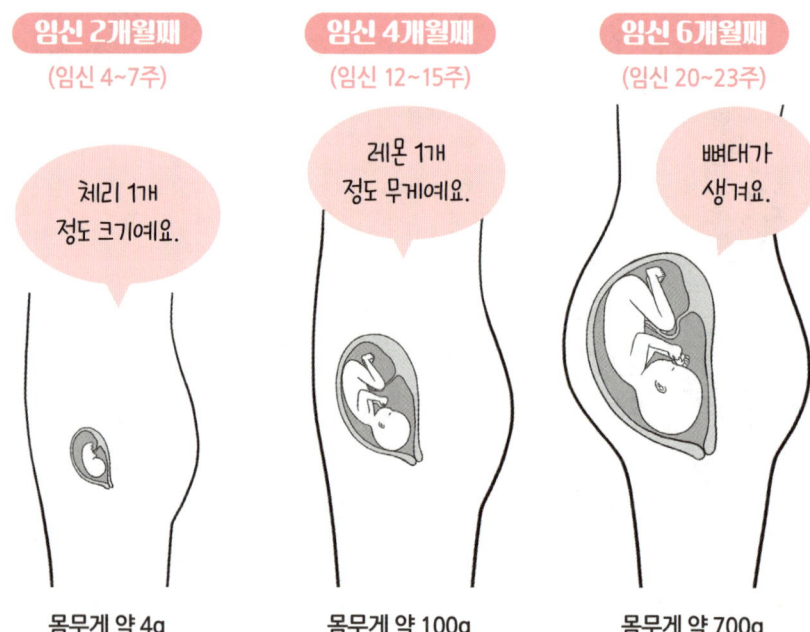

임신 2개월째 (임신 4~7주) — 체리 1개 정도 크기예요. — 몸무게 약 4g

임신 4개월째 (임신 12~15주) — 레몬 1개 정도 무게예요. — 몸무게 약 100g

임신 6개월째 (임신 20~23주) — 뼈대가 생겨요. — 몸무게 약 700g

엄마의 자궁은 어떻게 바뀌나요?

임신 전 계란 크기 정도였던 자궁은 임신 개월 수와 함께 커져요. 임신 10개월이 되면 자궁은 32~34cm 정도로 커지고, 출산을 위해 배가 아래로 처져요.

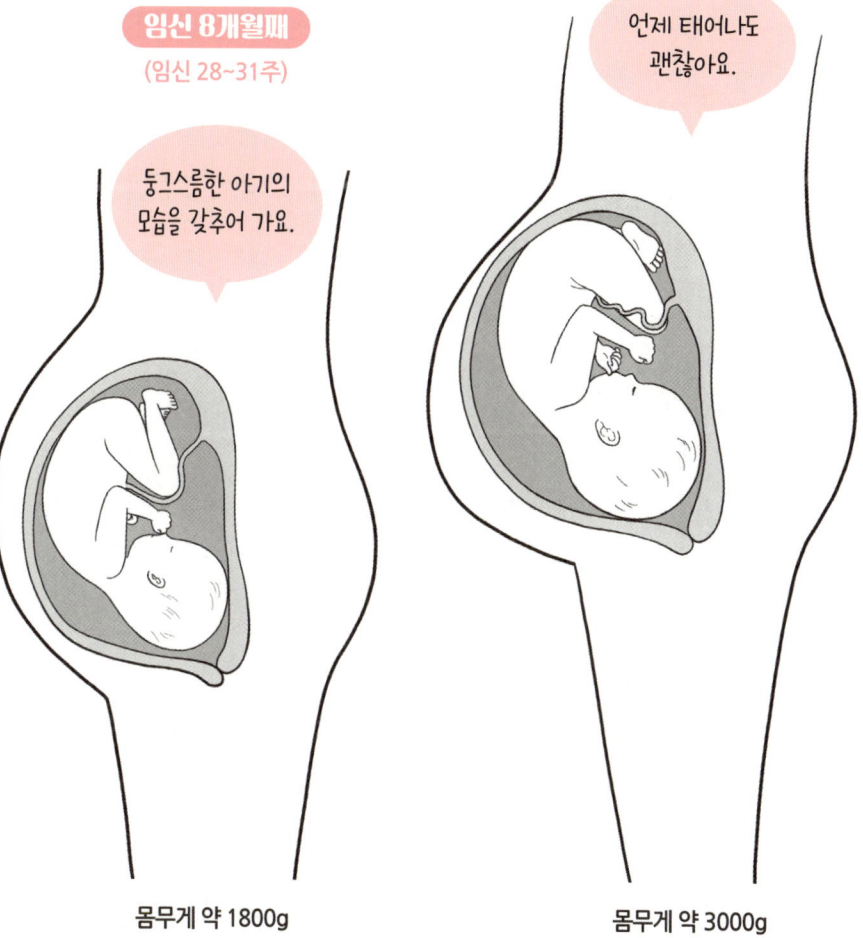

임신 8개월째 (임신 28~31주)
둥그스름한 아기의 모습을 갖추어 가요.
몸무게 약 1800g

임신 10개월째 (임신 36~39주)
언제 태어나도 괜찮아요.
몸무게 약 3000g

궁금해요!

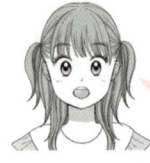

Q 임신을 하면 몸에 어떤 변화가 생기나요?

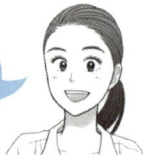

A 호르몬의 영향으로 몸이 빠르게 변해요.

임신을 하면 몸에 여러 가지 변화가 나타나요. 호르몬의 영향 때문이에요. 개인차가 있지만 임신 초기는 졸리고 나른하며 열이 나기도 해요. 머지않아 메슥거리고 기분이 나빠지는 등의 '입덧' 증상이 생기고 가슴이 팽팽해지기도 해요. 임신이 진행됨에 따라 자궁은 점점 커지고 동시에 가슴도 수유를 위해 커져서 전체적으로 몸이 부풀어요. 출산이 가까워지면 커진 자궁이 위장을 압박해서 소화가 잘 되지 않거나 그다지 먹지 않게 되면서 변비에 걸리거나 방광이 압박되어 화장실에 가는 횟수가 늘어나는 등의 변화도 생겨요. 큰 배를 지탱하기 때문에 허리 통증에 시달리기도 해요.

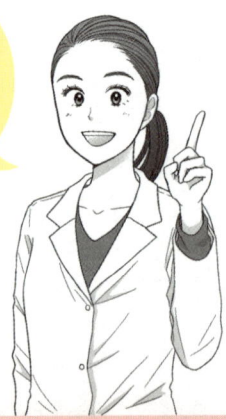

임신을 하면 신체뿐만 아니라 마음도 호르몬의 영향을 받아요.

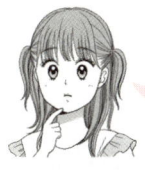
Q 출산을 하면 생리통이 가벼워지거나 심해지나요?

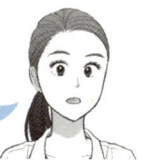
A 호르몬 균형이 안정되어 있지 않기 때문에, 그렇게 느끼는 사람도 있어요.

출산을 하면 생리통이 이전보다 가벼워졌거나 심해졌다고 느끼는 사람이 있어요. 출산 후에는 호르몬이 아직 안정되지 않았기 때문에, 생리를 다시 시작해도 임신 전과 비교해서 생리통의 증상이나 정도에 차이가 나요. 호르몬이 안정될 때 까지 수개월은 그 상태가 계속돼요. 또 출산 후에는 아기를 돌보기 때문에 생활이 불규칙하고 몸이 힘들기 때문에 생리통을 심하게 느낄 수도 있어요. 주변의 도움을 받아서 몸을 확실하게 쉬도록 하세요. 임신부터 출산 전후의 시기에는 여성 호르몬의 분비가 크게 바뀌는데, 걱정이 되는 증상이 있다면 편하게 산부인과에서 상담을 받아 보세요.

궁금해요!

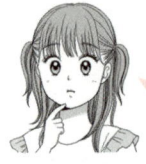

Q 성관계를 하면 무조건 아기가 생기나요?

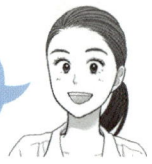

A 언제라도 임신을 할 수 있어요.

성관계를 했다고 반드시 임신을 하는 것은 아니지만, 임신할 가능성은 언제나 있어요. 난자와 정자가 만나 수정란이 되어 자궁 내에 착상하면(99쪽 참고) 임신이 이루어져요. 정확한 배란일을 스스로 알 수 없기 때문에 임신을 기적의 만남이라고도 해요. '오늘은 임신하지 않는 날'과 같은 것은 없고, '생리 중에 성관계를 하면 임신하지 않는다'는 말도 틀린 정보예요. 임신을 원하지 않는 경우는 배란일에 상관없이 반드시 콘돔이나 경구피임약, 자궁내 피임구 등을 사용해 피임을 해야 해요. 콘돔은 성병(142쪽 참고)을 예방하기도 해요. 생리와 임신은 매우 관계가 깊기 때문에 피임에 대해서 제대로 알고 있어야 해요.

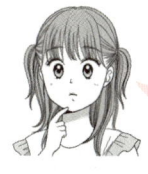
Q 콘돔이 뭐예요?

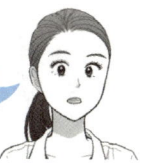
A 피임 도구로 남자의 성기에 씌우는 고무주머니예요.

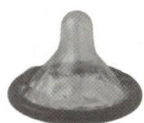

콘돔은 고무로 만든 얇은 주머니로 남성의 성기에 씌워서 정액이 질 내로 들어가는 것을 막는 피임 도구예요. 원치 않는 임신을 피하기 위해서 콘돔을 가지고 있는 것이 좋아요. 약국이나 편의점 등에서 구입할 수 있어요.

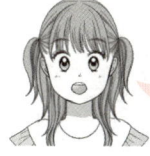
Q 피임 도구를 사용하지 않고 피임하는 방법이 있나요?

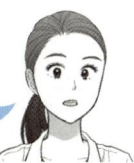
A 피임 도구를 사용하는 것이 가장 확실하고 안전한 피임법이에요.

콘돔과 경구피임약, 콘돔과 자궁내 피임구 등 둘 이상의 피임 도구를 같이 사용하는 것이 가장 효과적이에요. '질 외에서 사정한다', '성관계를 한 후에 바로 물구나무를 선다' 등과 같은 방법으로는 절대 피임을 할 수 없어요.

궁금해요!

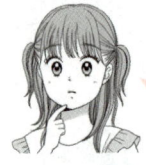

Q 성관계 없이도 임신할 수 있나요?

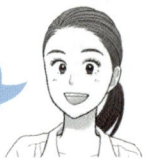

A 불임 치료 방법 중에 있어요.

아기를 원하는데 여러 가지 이유로 임신이 안 되는 불임 부부가 늘고 있어요. 불임 부부가 임신을 원하는 경우 병원에서 불임 치료를 받으면서 임신을 시도하기도 해요. 불임 치료에는 몇 가지 단계가 있어요. 처음에는 배란일을 예측해 날짜에 맞춰 성관계를 하는 방법을 시도해요. 그래도 임신이 되지 않으면, 다음으로 배란을 유도하는 호르몬제, 인공수정, 시험관아기 등의 방법을 사용해요. 인공수정은 배란일에 맞춰 자궁경부에 가느다란 도구로 정자를 주입해 자연적으로 수정과 임신이 되도록 하는 방법이에요. 시험관아기 시술은 난자와 정자를 꺼내 시험관에서 수정시키고 수정된 배아를 자궁으로 넣는 방법이에요.

★ 불임 치료를 받는 사람이 왜 많아졌나요? ★

과거에 비해 여성의 사회 진출이 활발해지면서 결혼하는 시기가 늦춰졌어요. 그러면서 임신하는 나이가 올라간 것이 가장 큰 이유예요. 나이가 많으면 임신할 수 있는 확률이 내려가기 때문에 임신이 어려워져요. 남성 역시 결혼하는 나이가 늦춰졌고, 잘못된 생활습관과 스트레스로 인해 정자의 활동성이 떨어져 불임이 늘고 있어요.

이것만은 꼭 기억해요

1. 임신은 남녀의 성관계를 통해 난자와 정자가 만나 이루어져요.

2. 생리를 한다는 것은 아기를 가질 수 있는 몸이 되었다는 의미예요.

3. 성관계를 하면 배란일에 상관없이 임신할 가능성이 있다는 것을 명심하세요.

4. 임신을 원하지 않으면 성관계를 할 때 반드시 피임을 해야 해요.

5. 임신을 하면 생리가 멈추고 출산 후 배란이 일어나면 다시 생리가 시작돼요.

더 알아보기

태어날 때부터 시작되는 난자의 일생

아기를 만드는 근원이 되는 난자.
난자의 일생에 대해 궁금한 점을 정리했어요.

점점 줄어드는 난자

난자는 난소 안에서 '난포'라 불리는 세포 주머니에 싸여 자라다 배란일이 되면 난포에서 나와요. 난자는 여성이 자라는 과정에서 새롭게 만들어지는 것이 아니라 처음부터 가지고 태어나요. 태아 때에는 약 700만 개 정도 가지고 있다 태어날 때는 약 200만 개까지 줄어요. 점점 줄어들어 사춘기에는 약 30만 개가 되며, 생리가 끝나는 폐경기에는 거의 없어져요. 남성의 정자가 정소에서 매일 만들어지는 것과 크게 달라요. 개수가 줄어드는 것뿐만 아니라 난자가 가진 임신 능력도 약해져요. 그래서 '나이를 먹으면 임신하기 어려워진다'고 말하는 거예요.

난자의 수는 점점 줄어든다!

- 엄마 배 안에 있을 때 **약 700만 개**
- 아기로 태어날 때 **약 200만 개**
- 15세 정도가 되면 **약 30만 개**
- 폐경기에는 **거의 없다**

난자에 대한 궁금증

난자는 어느 정도 속도로 줄어드나요?

난자는 나이를 먹을 때마다 줄어요. 매달 배란이 있기 때문에 1개월에 1개씩 1년에 12개씩 줄어들까요? 아니에요. 배란 말고도 자연적으로 소멸되는 것도 있어 좀 더 빠른 속도로 줄어들어요. 사람마다 차이는 있지만 38세 무렵에는 2만 5000개 정도가 돼요.

첫 생리가 빨랐던 사람은 난자도 빨리 없어지나요?

첫 생리를 한 나이가 빨랐던 사람은 그만큼 배란 횟수도 많기 때문에 '난자가 빨리 없어진다'는 말은 틀린 말이에요. 난자의 수는 개인차가 크고 난자가 없어지는 시기인 폐경 연령에도 차이가 있어요. 그러므로 첫 생리가 빠르다고 난자가 빨리 없어지고 폐경도 빨라지는 것은 아니에요.

피임약으로 생리를 멈추면 난자도 없어지지 않나요?

난자는 배란기에만 줄어드는 것이 아니기 때문에 피임약을 먹고 있는 사이에도 나이에 맞게 점점 줄어요. 따라서 피임약을 먹는다고 난자가 그대로 있지 않아요. 배란은 난자가 난소를 뚫고 나오는 현상이기 때문에, 피임약으로 배란을 멈추게 하면 난소를 상처 입히는 횟수가 적어져 난소암의 위험이 낮아진다고 해요. 또 피임약을 오랫동안 복용하다가 멈추면 임신하기 쉬워진다는 보고도 있어요.

내 몸에 남은 난자의 수를 알 수 있어요!

♥ AMH(항뮬러관 호르몬) 측정 검사예요.

여성의 임신과 출산은 난소의 기능과 관련이 깊어요. 그런데 난소 기능이나 상태는 눈으로 볼 수 없고 문제가 있어도 증상이 쉽게 나타나지 않아요. 이때 AMH 검사로 난소에 있는 난자의 상태를 알 수 있어요. 혈액 속 AMH 수치에 따라 난소의 나이를 가늠할 수 있기 때문에 '난소 나이 검사'로도 불려요. 이 수치가 높을수록 난소 안에 배란될 난포들이 많다는 의미예요. AMH 수치는 나이가 들면서 떨어져요. 20대 여성의 경우 AMH 수치가 4.0~5.0으로 나오고 35세 이상 여성은 3.0 이하, 40대 초반의 여성은 1.0 정도예요. 검사 비용은 5~10만 원 정도예요. 불임치료를 위해 검사하는 경우 건강보험이 적용되어 부담을 더 줄일 수 있어요.

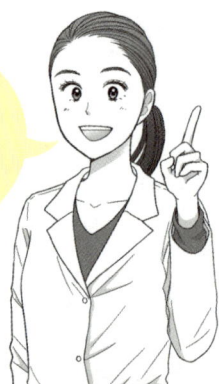

식생활 등의 생활습관도 난자의 임신 능력에 영향을 미쳐요.

생리는 언제, 어떻게 끝나게 될까요?

생리의 마지막, 폐경과 갱년기

생리가 끝날 때를 폐경이라고 해요. 약 30~40년이나 계속되는 생리가 끝날 때 몸속에서는 도대체 어떤 변화가 나타날까요?

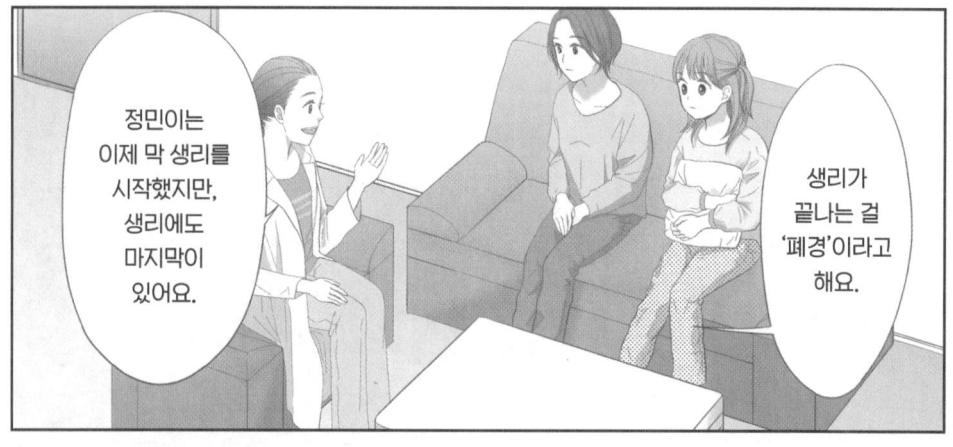

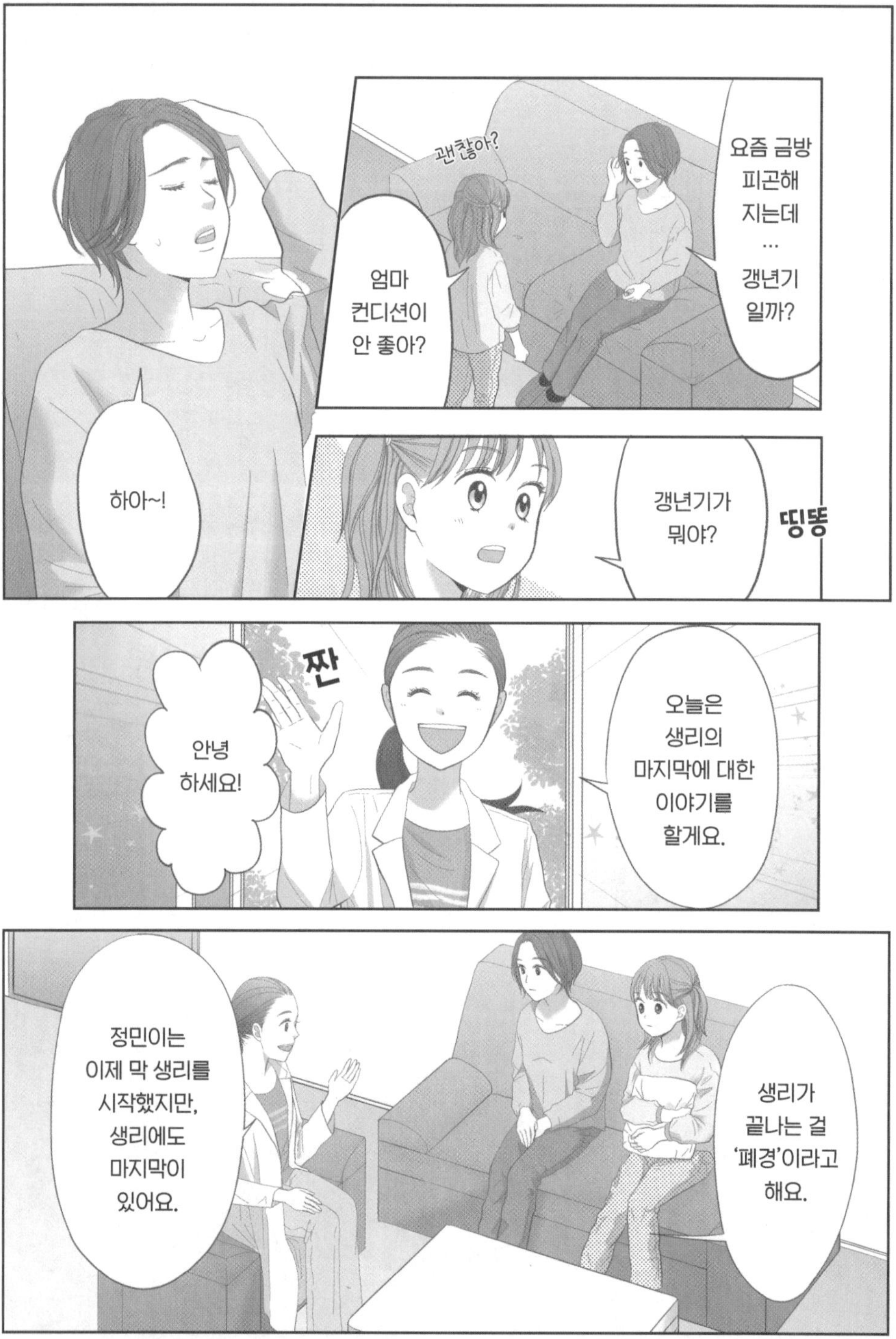

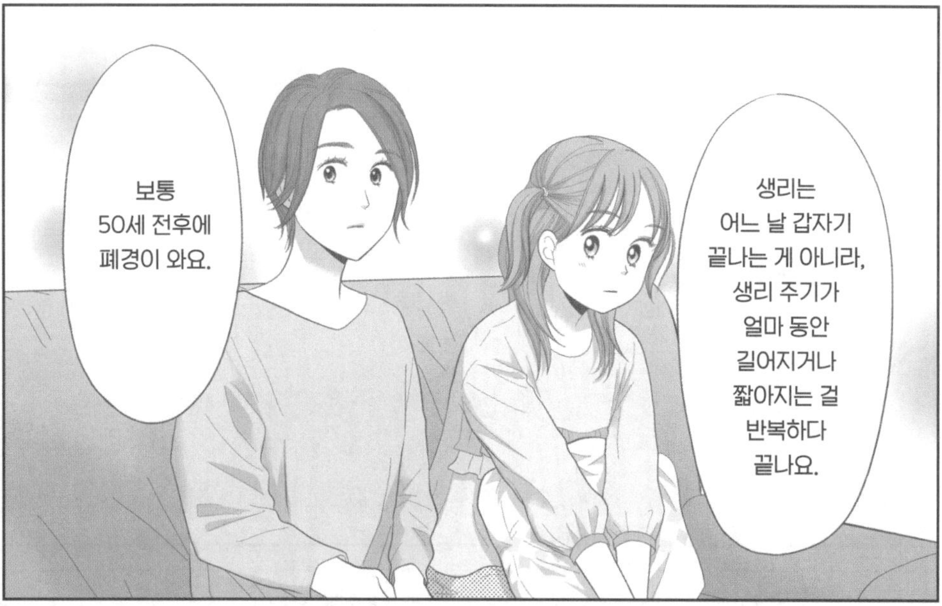

보통 50세 전후에 폐경이 와요.

생리는 어느 날 갑자기 끝나는 게 아니라, 생리 주기가 얼마 동안 길어지거나 짧아지는 걸 반복하다 끝나요.

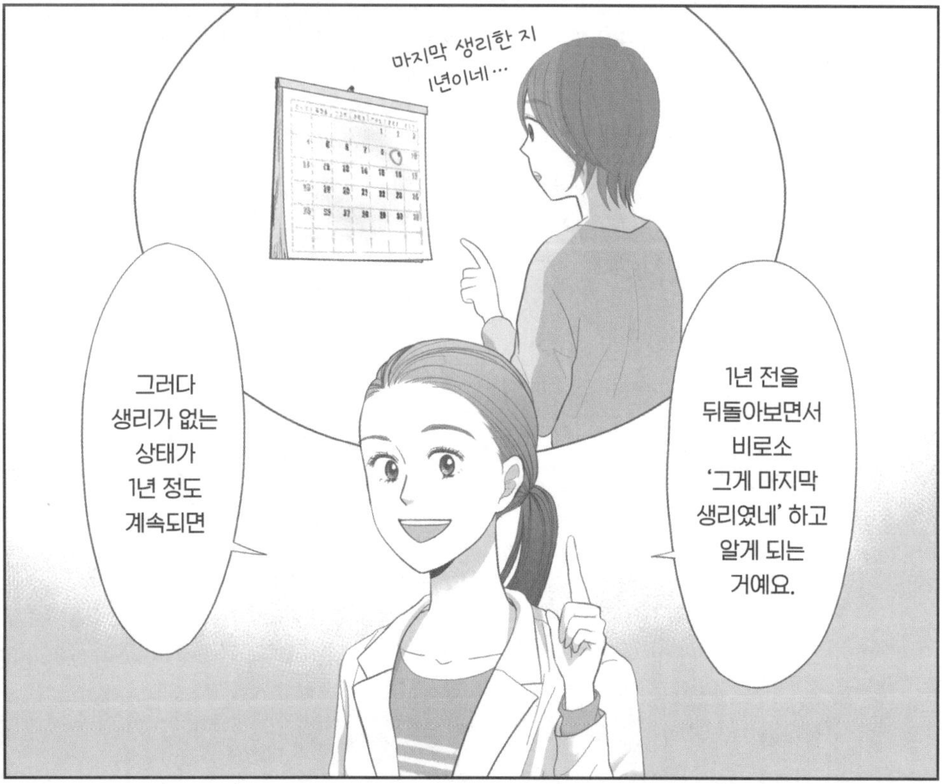

마지막 생리한 지 1년이네…

그러다 생리가 없는 상태가 1년 정도 계속되면

1년 전을 뒤돌아보면서 비로소 '그게 마지막 생리였네' 하고 알게 되는 거예요.

생리는 언제, 어떻게 끝나게 될까요?

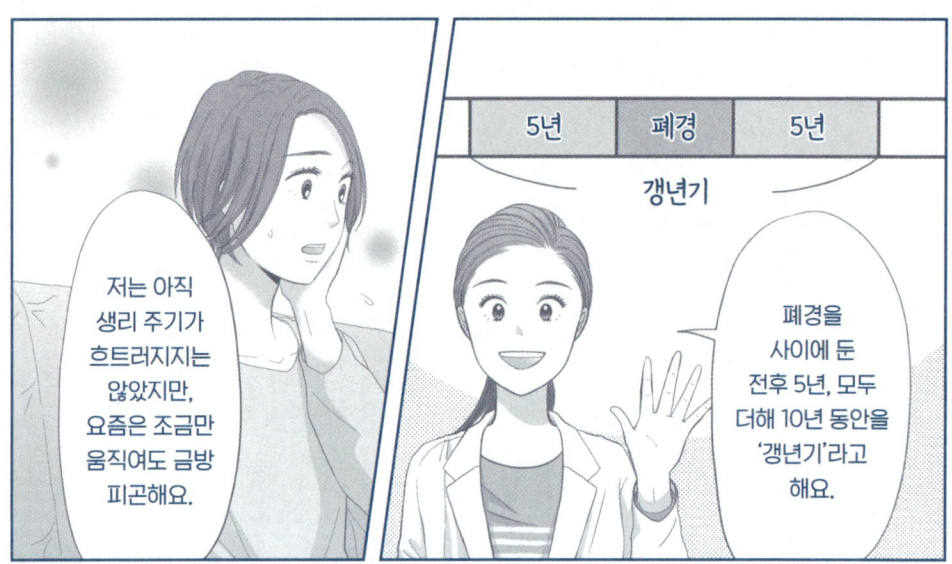

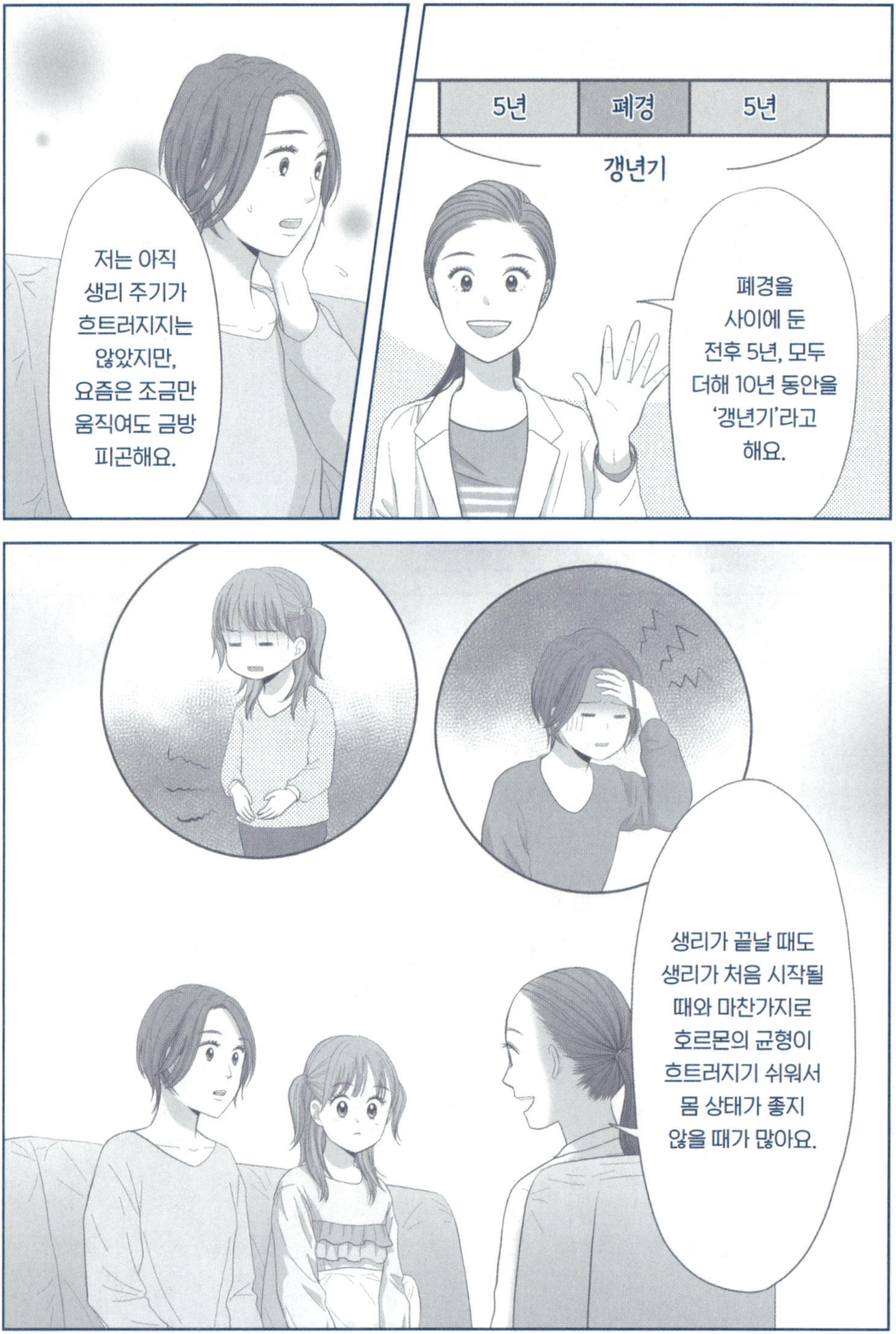

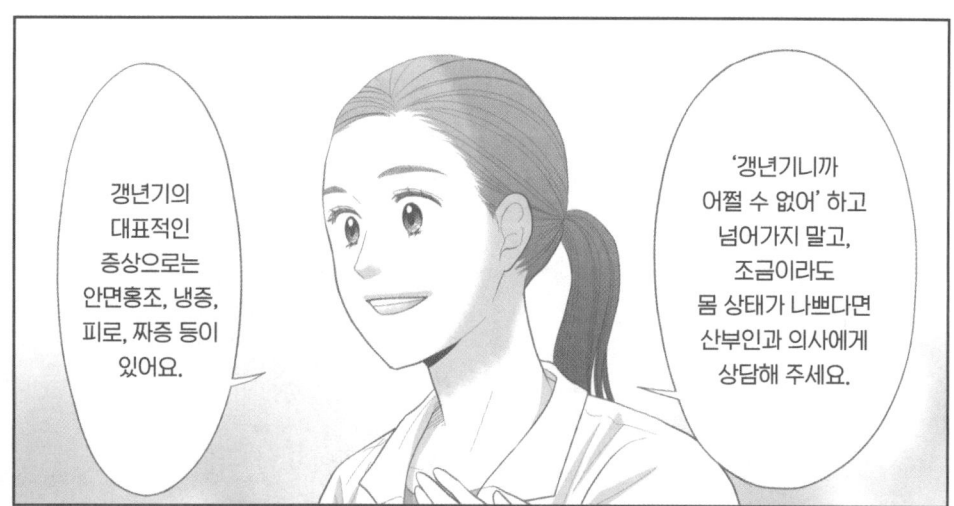

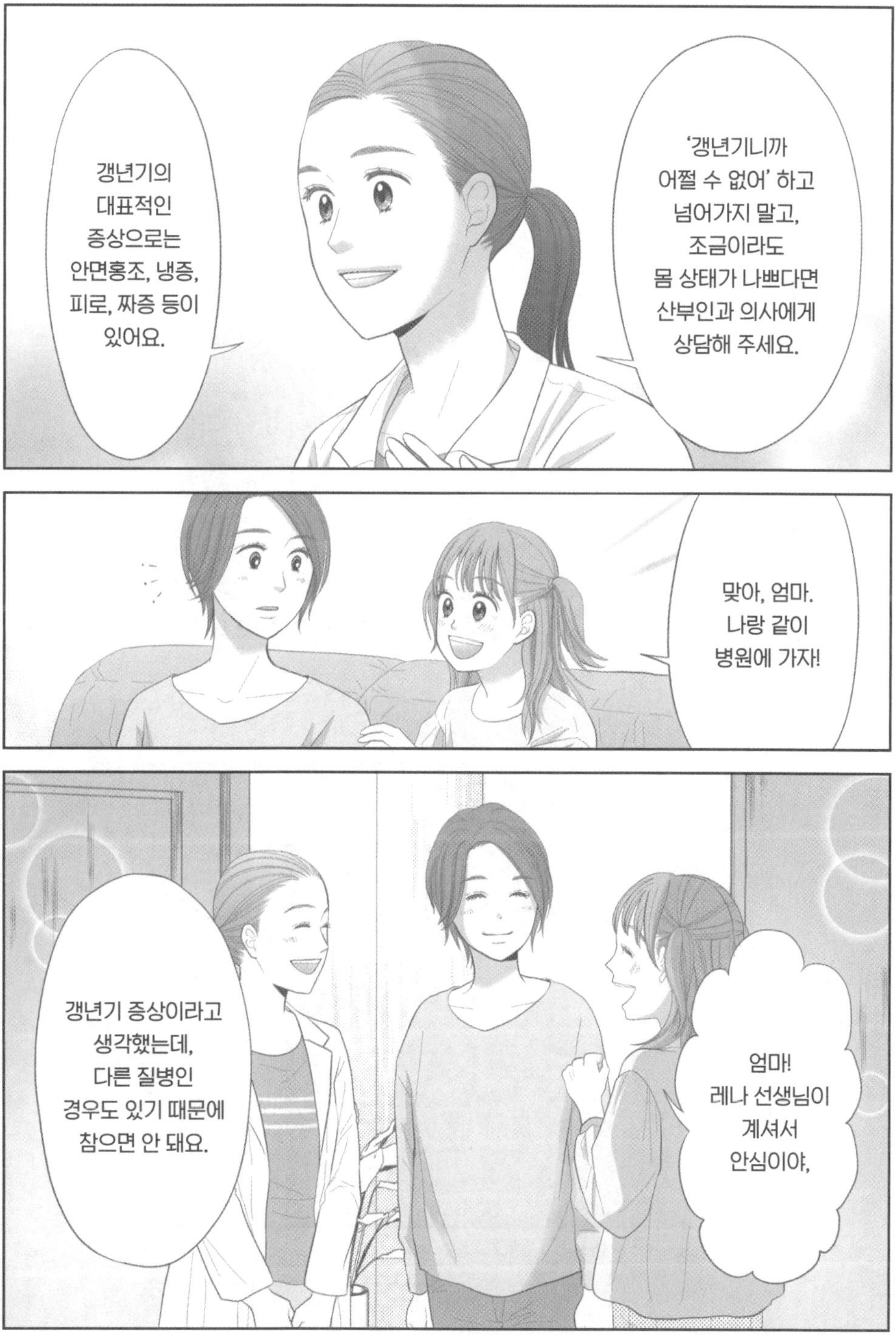

궁금해요!

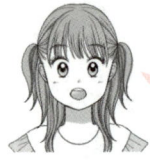

Q 나이가 들면서 여자의 몸은 어떻게 변하나요?

A 여성 호르몬의 분비량에 따라 몸의 상태도 크게 달라져요.

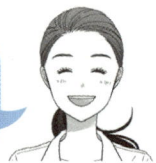

여성의 신체 변화는 여성 호르몬의 영향을 받아요. 생리를 시작하면 조금씩 여성스러운 몸매가 되고 20대가 되면 호르몬이 안정되고 임신과 출산을 할 준비를 해요. 30대에 호르몬 분비가 가장 높아졌다가, 그 이후에는 조금씩 줄어들고 갱년기가 되면 컨디션이 나빠지기 시작해요. 폐경을 한 50대 이후에는 여러 가지 질병이 생길 수 있으므로 정기적인 검진이 필요해요.

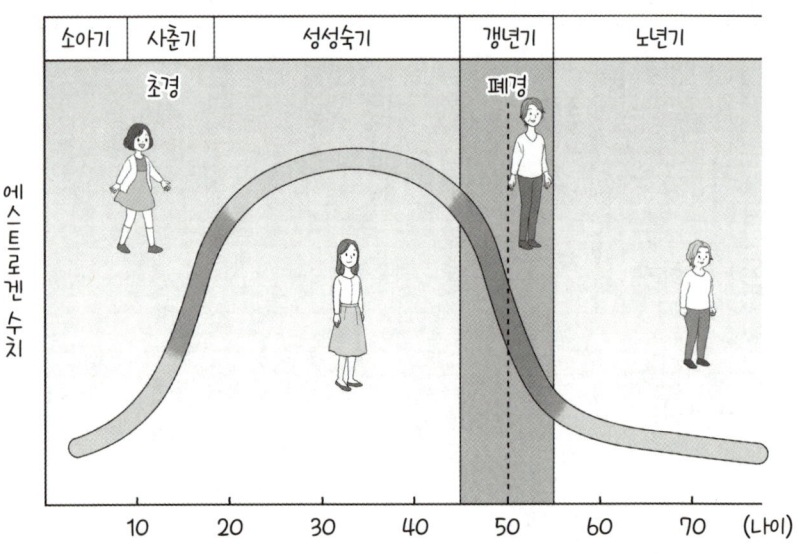

여성의 몸과 마음이 변화하는 시기

여성은 일생 동안 몸과 마음이 크게 변화하는 시기가 있어요. 어떤 시기가 있는지를 알아 두면 당황하지 않을 수 있어요.

사춘기 (10~18세 무렵)

생리가 시작되는 무렵부터 생리 주기가 거의 안정되는 시기예요. 이 시기에 가슴이 부풀고 음모가 나며 생리를 시작해요.

성성숙기 (20~45세 무렵)

사춘기를 지나서부터 45세 정도까지의 시기예요. 여성 호르몬의 분비가 안정되고 가장 많아져 신체적으로도 성숙해요. 결혼과 임신, 출산, 육아 등 일상생활에도 큰 변화가 일어나는 시기이기도 해요.

갱년기 (45~55세 무렵)

50세에 폐경을 한다면 45~55세 정도가 갱년기예요. 여성 호르몬의 분비도 줄고 난소의 기능도 떨어져요. 그 때문에 개인차는 있지만 몸과 마음의 컨디션이 좋지 않은 시기예요.

노년기 (56세 무렵~)

이 무렵이 되면 여성 호르몬의 분비는 거의 없어져요. 여성 호르몬이 막아 주었던 고혈압이나 당뇨 등이 나타나고 뼈가 약해지는 골다공증이 생길 위험이 높아지기 때문에 주의가 필요해요.

궁금해요!

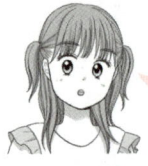

Q 엄마에게 갱년기가 찾아오면 어떻게 하나요?

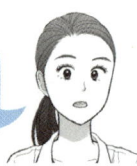

A 몸과 마음의 컨디션이 나빠지는 증상을 이해해 줘야 해요.

개인차는 있지만 50세 무렵에 폐경을 맞이하는 사람이 많아 이 시기 전후 5년의 기간인 45~55세 무렵을 갱년기라고 해요. 사춘기의 연령에 차이가 있는 것처럼 갱년기도 연령에 차이가 있어요. 폐경이 가까워지면 생리 주기가 불규칙해지고 난소의 기능이 떨어져요. 난소에서 분비되는 여성 호르몬인 에스트로겐의 분비량이 급격히 줄어들어 몸과 마음에 여러 가지로 나쁜 컨디션이 나타나요. 폐경을 겪으면 큰 상실감을 느끼는 경우도 있어요. 갱년기는 자녀의 수험 기간이나 나이든 부모를 돌보는 시기와 겹치는 경우도 많아 스트레스가 증가해요. 성실하고 꼼꼼한 사람일수록 갱년기를 힘들게 보내는 경향이 있어요.

★ 폐경이 늦을수록 좋은가요? ★

에스트로겐은 혈관을 건강하게 만드는 데 도움을 줘요. 폐경이 늦을수록 에스트로겐의 도움을 오래 받을 수 있어서 심혈관 질병을 예방할 수 있어요. 하지만 에스트로겐은 유방암의 위험을 올리기도 해요. 따라서 폐경이 늦는다고 좋고 폐경이 빠르다고 나쁜 것은 없어요.

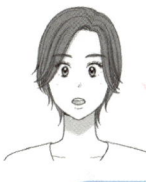

Q 갱년기 장애에는 어떤 증상이 있나요?

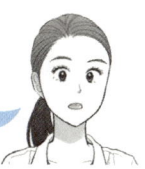

A 얼굴이 달아오르거나 쉽게 피로를 느끼는 정도가 심해 일상생활이 힘든 경우가 있어요.

갱년기가 되면 몸과 마음의 상태가 무척 좋지 않은 일이 종종 있어요. 증상의 종류와 강도는 사람마다 제각각이지만, 업무와 가사에 영향을 주는 등 일상생활을 보내기 어려울 정도의 증상이 나타나는 사람도 있어요. 이와 같이 갱년기 증상이 심한 것을 '갱년기 장애'라고 해요. 흔한 갱년기 증상이라고 대충 지나치지 말고 충분히 치료를 받으세요.

다음 증상이 있다면 주의가 필요!

- ☑ 얼굴이 달아오른다.
- ☑ 땀이 잘 난다.
- ☑ 손발이 시렵다.
- ☑ 심장이 두근리고 숨이 찬다.
- ☑ 깊이 잠들지 못한다.
- ☑ 짜증이 나고 화가 잘 난다.
- ☑ 쉽게 우울해진다.
- ☑ 두통·현기증이 있다.
- ☑ 쉽게 피곤해진다.
- ☑ 어깨 결림·허리 통증이 있다.

궁금해요!

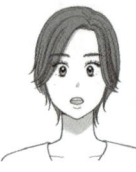

Q 갱년기 때 컨디션을 좋게 만드는 치료에는 무엇이 있나요?

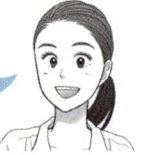

A 호르몬보충요법과 한약을 사용한 치료가 있어요.

갱년기 장애는 생활환경과 성격, 스트레스에도 영향을 받아요. 호르몬보충요법이나 한약으로 치료하면서, 취미생활을 즐기고 운동을 하는 등 기분 전환을 하면 증상이 가벼워지기도 해요.

호르몬보충요법

줄어든 에스트로겐과 프로게스테론을 보충함으로써, 갱년기 장애의 증상을 호전시키는 치료법이에요. 먹는 약, 붙이는 약, 바르는 약이 있어요. 특정 질병이 있는 사람은 이 치료법이 불가능한 경우도 있어요.

한약

호르몬제에 거부감을 느끼는 사람은 한약으로 치료하기도 해요. 또 호르몬보충요법만으로 치료가 잘 되지 않는 경우 한약을 동시에 먹기도 해요. 다만 한약은 사람마다 효과가 달라 주의가 필요해요.

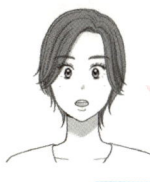

Q 생리는 어떻게 해서 끝이 나나요?

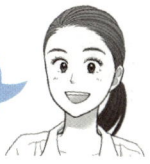

A 생리 주기가 흐트러지며 생리혈이 줄어들어요.

개인차는 있지만 40대 중반 무렵부터 생리 주기가 짧아지거나 길어지거나 하며 불규칙해지고, 생리 일수도 짧아지고 생리혈이 줄어요. 50세 가까이 되면 생리 주기가 2~3개월에 한 번 정도가 되기도 해요. 생리가 멈추고 나서 1년이 지나면 '폐경'이라고 해요. 폐경을 한 후에도 출혈이 보이면 생리가 다시 시작됐다고 생각하는 경우가 많지만, 자궁내막암(135쪽)의 신호일 가능성도 있기 때문에 병원에서 진찰을 받아야 해요.

★ **언제 폐경을 할지 스스로 예측할 수 있나요?** ★

폐경의 조짐이 있으면 서서히 알아차릴 수 있어요. 또 병원에 가서 혈액검사를 하거나 의사와 상담을 해서 폐경이 어느 정도 가까워졌는지 예상할 수 있어요. 하지만 스스로 정확한 폐경 시기를 알 수는 없어요.

이것만은 꼭 기억해요

1. 여성의 몸과 마음은 호르몬의 분비량 변화에 따라 일생 동안 영향을 받아요.

2. 생리가 끝난 것을 '폐경'이라고 하며 주로 50세 전후에 폐경을 해요.

3. 폐경 전후 45~55세 무렵을 '갱년기'라고 해요. 컨디션이 좋지 않을 때도 있어요.

4. 폐경이 가까워지고 있는 신호는 있지만 언제 폐경이 될지는 알 수 없어요.

5. 폐경을 한 후에도 여성 특유의 질병에 걸리는 일이 있기 때문에 검진은 계속 받아야 해요.

모를수록 두려운 여성의 질병

자궁경부암에서 클라미디아까지

생리통이 심하거나 생리혈의 양이 많으면 질병이 숨어 있을 가능성도 있어요. 체크 리스트 항목과 비슷한 증상이 있다면 산부인과에서 검사를 받도록 해요.

궁금해요!

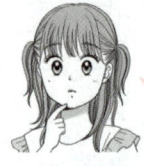

Q 여성만 걸리는 질병이 있나요?

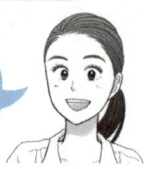

A 주로 자궁이나 난소와 관련된 질병이에요.

여성에게는 남성한테는 없는 자궁과 난소가 있어요. 따라서 자궁과 난소와 관련된 질병은 여성에게만 있겠죠? '자궁근종'과 '자궁내막증', '자궁암', '난소낭종', '난소암' 등이 있어요. 이런 질병들은 초기에 통증이 거의 없기 때문에 증상을 알아차리기 어려워요. 생리통이 심해졌거나, 생리혈의 양이 늘었거나, 생리 일수가 길어지는 등의 증상이 나타나는 경우가 많기 때문에 걱정이 되는 증상이 있다면 산부인과에서 상담을 받아 보세요. 또한 유방암도 여성이 걸리는 대표적인 질병으로 유방외과에서 진료나 상담을 받을 수 있어요.

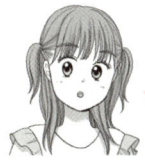

Q 생리를 막 시작했을 때는 질병에 대한 걱정은 하지 않아도 되나요?

A 첫 생리를 막 시작했어도 자궁과 난소에 질병이 생기는 경우가 있어요.

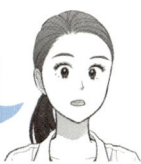

자궁과 난소의 질병은 생리를 시작한 지 어느 정도 지난 성인 여성이 걸린다고 생각하는 경우가 많아요. 하지만 생리가 시작되고 얼마 안 된 시기에도 걸리는 경우가 있어요. 실제로 생리를 시작하고 바로 자궁내막증 진단을 받은 사례도 있어요. 아직 어리니까 괜찮다고 방심하지 말고 걱정되는 증상이 있다면 병원에서 상담을 받으세요.

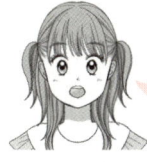

Q 병을 예방하기 위해 평소에 신경 써야 할 것이 있나요?

A 생리를 할 때뿐만 아니라 생리 전 몸 상태도 살피세요.

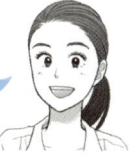

생리통이 심하다, 생리혈의 양이 많다, 핏덩어리가 나온다, 어지럽다, 일어섰을 때 갑자기 현기증이 생긴다 등의 증상이 있으면 평상시 생리와 무엇이 다른지 체크를 해야 해요. 또 생리 전에 몸과 마음의 컨디션이 나쁜 경우는 월경전 증후군이나 월경전 불쾌 기분장애일 수도 있어요.

궁금해요!

여성 질병 체크 리스트

스스로는 당연하다고 생각하는 증상에 질병이 숨어 있는 일도 있어요.
다음의 증상에 해당하는지 체크해 보세요.

- ☐ 생리 때 덩어리 같은 생리혈이 나온다.
- ☐ 생리 때마다 진통제를 먹는다.
- ☐ 진통제가 잘 듣지 않는다.
- ☐ 낮에도 밤용 패드가 필요할 정도로 생리혈의 양이 많다.
- ☐ 생리혈의 양이 극단적으로 적다.
- ☐ 생리 주기가 제멋대로라서 언제 생리가 올지 모른다.
- ☐ 생리 기간이 아닌데 피가 나오는 부정출혈이 있다.
- ☐ 생리통이 심해서 학교를 쉬거나 체육 수업을 쉬는 일이 있다.

☐ 생리가 매번 8일 이상 이어진다.

☐ 생리 중에 구역질이나 두통이 있다.

☐ 최근 분비물이 늘어났다.

☐ 분비물의 냄새가 평소와 다르다.

☐ 살이 찐 것도 아닌데 아랫배가 나왔다.

☐ 생리 때 말고도 아랫배 근처가 아픈 적이 있다.

☐ 임신을 원해 1년 이상 피임을 하지 않는데도 좀처럼 임신이 되지 않는다.

☐ 음순 근처에 뾰루지나 가려움증이 있다.

➡ 한 가지라도 해당된다면 질병이 숨어 있을 가능성이 있어요.
다음 쪽에서 질병을 소개할 테니 자세히 살펴보세요.

궁금해요!

자궁내막증

어떤 질병인가요?
자궁내막의 조직이 다른 부위에도 생겨요

자궁의 안쪽을 덮고 있는 자궁내막 조직이 생리혈과 함께 몸 안으로 역류해서 복막, 난소, 난관, 장 등 자궁이 아닌 다른 부위에 붙어 증식하는 질병이에요.

다른 부위에 생긴 조직은 여성 호르몬의 영향으로 늘어나서, 생리 때에는 그곳에서도 출혈이 일어나요. 하지만 생리처럼 혈액이 질을 통해 밖으로 나오지 않기 때문에 혈액이 굳고 결국은 염증을 일으켜서 주변 조직과 엉켜 붙어요. 생리가 있는 여성의 10%에서 나타나는 것으로 알려져 있으며 20~40대에 많은 질병이지만, 10대에서도 보이는 경우가 있어요.

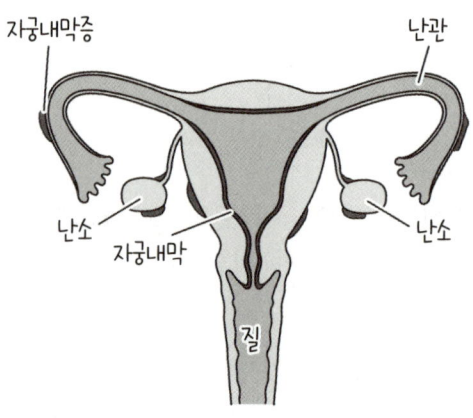

어떤 증상이 나타나요?
생리통이 심해져요

생리통과 불임이 가장 대표적인 증상이에요. 또 평소에도 허리 통증이나 아랫배의 통증, 배변을 할 때 통증이 있는 경우도 있어요. 생리가 반복될 때마다 증상이 심해지므로 빨리 병원에서 상담하여 치료를 받도록 하세요.

치료법은요?
약을 먹거나 수술을 해요

경구 피임약과 호르몬제를 먹어 생리를 조절하여 증상을 완화시켜요. 증상이 생긴 곳이 확실한 때는 수술을 하는 경우도 있어요. 수술 후에도 재발 가능성이 높기 때문에 경과를 관찰하고 호르몬 치료를 해요.

조기 발견을 위한 체크 리스트

 생리통이 매년 심해진다.

 진통제를 먹어도 통증이 가라앉지 않는다.

 생리 기간이 아닌데도 아랫배가 아프다.

자궁내막증이 늘고 있는 이유

자궁내막증은 생리 때마다 진행하는 질병이에요. 최근 여성의 결혼 연령과 출산 연령이 늦어지고 출산 횟수도 적어졌기 때문에, 여성 한 사람이 일생에 경험하는 생리 횟수는 늘었죠. 그 결과 자궁내막증이 진행하기 쉬워진 거예요.

궁금해요!

자궁근종

어떤 질병인가요?

자궁에 양성 종양이 생기는 질병이에요

양성 종양(혹)이 자궁 근육에 생기는 질병이에요. 여성 호르몬의 작용에 따라 커지는데, 암과 같은 악성 종양은 아니에요. 크기나 개수는 사람마다 다르고, 근종(혹)이 생기는 위치에 따라 종류가 나뉘며 증상도 달라요. 자궁근종은 35세 이상 여성의 40~50%에서 나타나고 생리가 끝나는 폐경을 맞이하면 점점 작아져요.

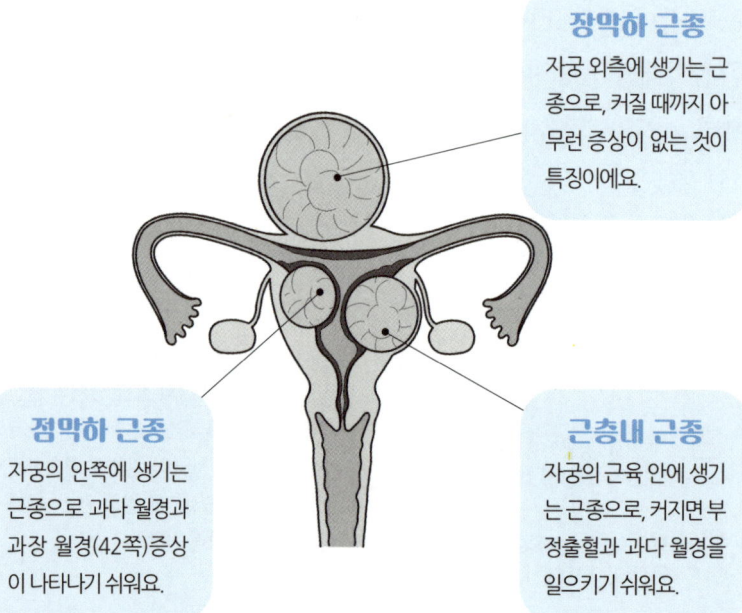

장막하 근종
자궁 외측에 생기는 근종으로, 커질 때까지 아무런 증상이 없는 것이 특징이에요.

점막하 근종
자궁의 안쪽에 생기는 근종으로 과다 월경과 과장 월경(42쪽)증상이 나타나기 쉬워요.

근층내 근종
자궁의 근육 안에 생기는 근종으로, 커지면 부정출혈과 과다 월경을 일으키기 쉬워요.

어떤 증상이 나타나요?
생리 때 생리혈의 양이 늘어요

생리혈의 양이 많아지고 핏덩어리도 많이 나와 빈혈 증상이 나타나요. 근종이 생기는 부위나 크기에 따라 증상이 없는 경우도 있어 알아차렸을 때에는 이미 제법 커져 있기도 해요.

치료법은요?
근종이 작으면 정기검진으로 경과를 지켜봐요

근종이 작은 경우는 저절로 없어지기도 해서 정기적으로 상태를 살펴요. 증상에 따라서는 진통제를 먹기도 해요. 근종의 위치와 크기, 나이과 임신을 원하는지에 따라서 수술을 하기도 해요.

조기 발견을 위한 체크 리스트

- 생리 때 핏덩어리가 나온다.
- 생리 때 생리혈의 양이 많다.
- 생리 기간이 아닌데도 출혈이 있다.
- 배가 나왔다.
- 소변이 자주 마렵다.

자궁근종이 암으로 바뀌는 일도 있나요?

자궁근종이 악성화되어 암이 될까 봐 걱정하는 사람도 있어요. 하지만 자궁근종은 양성 종양이기 때문에 암으로 바뀌는 일은 없어요. 다만 자궁근종과 비슷한 암도 있으므로 주의가 필요해요.

모를수록 두려운 여성의 질병

> 궁금해요!

자궁암

> 어떤 질병인가요?

자궁체부와 자궁경부에 생기는 암이에요

자궁암은 암이 발생하는 위치에 따라 자궁경부암과 자궁체부암으로 나뉘어요. 자궁 위쪽인 자궁체부에 생기는 자궁체부암과 자궁 입구이자 질로 이어지는 부분인 자궁경부에 생기는 자궁경부암이 있어요. 자궁체부암은 에스트로겐이라고 하는 여성 호르몬이 지나치게 많이 분비되는 것이 원인인 경우가 많으며, 자궁체부암의 대부분은 자궁내막에 암이 생기는 자궁내막암이에요. 자궁경부암은 주로 HPV의 감염으로 발생해요.

자궁내막암은 40대 후반부터 조금씩 늘어 50~60대 이후에 최고로 많아져요. 자궁경부암은 20대부터 늘기 시작해 30~40대에 가장 많아요.

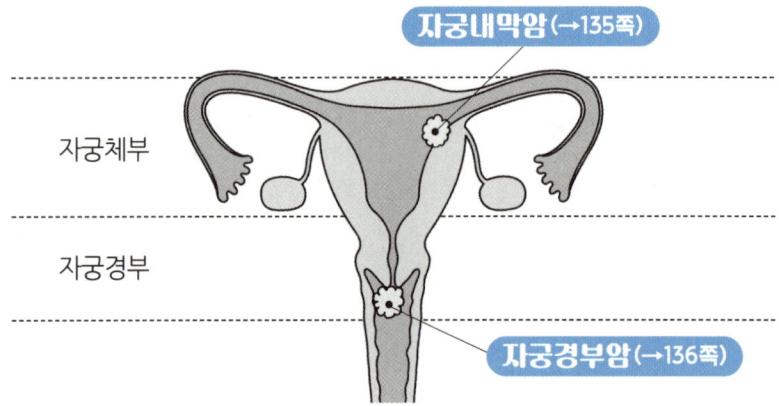

자궁내막암

어떤 증상이 나타나요?
대표적인 증상은 부정출혈이에요

가장 많은 증상은 부정출혈이에요. 생리 이외의 기간에 출혈을 하거나 폐경을 한 후에 출혈을 한다면 주의가 필요해요. 그 외에 소변을 볼 때나 성관계를 했을 때 아랫배에 통증이 있어요.

치료법은요?
자궁과 난소 및 난관을 제거해요

암의 진행 상태에 따라 차이가 있지만 수술로 자궁과 난소나 난관을 제거하는 것이 치료의 기본이에요. 수술을 한 후에 약물 치료 등을 하기도 해요.

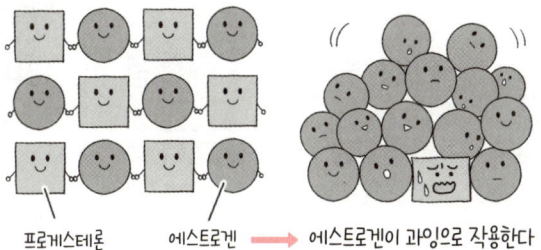

프로게스테론 에스트로겐 → 에스트로겐이 과잉으로 작용한다

> 프로게스테론과 에스트로겐의 균형이 잘 유지되다 40대 후반이 되어서도 출산 경험이 없거나 비만이나 생리 불순 등으로 배란이 없으면 에스트로겐의 양이 많아져서 자궁내막암에 걸리기 쉬워요. 그 외 유전적인 요인도 있어요.

궁금해요!

자궁경부암

어떤 증상이 나타나요?

암으로 진행될 때까지는 대부분 증상이 없어요

자궁경부암은 암이 되기 전의 상태를 몇 년 동안 유지하다 암이 돼요. 이 시기에는 증상이 없고, 암이 진행되면 출혈이나 분비물이 느는 증상이 나타나요.

치료법은요?

수술, 방사선, 약물로 치료해요

암의 진행 상태에 따라서 치료법도 달라요. 크게 수술, 방사선 치료, 약물 치료가 있어요. 이 치료법들을 조합해 치료하기도 해요.

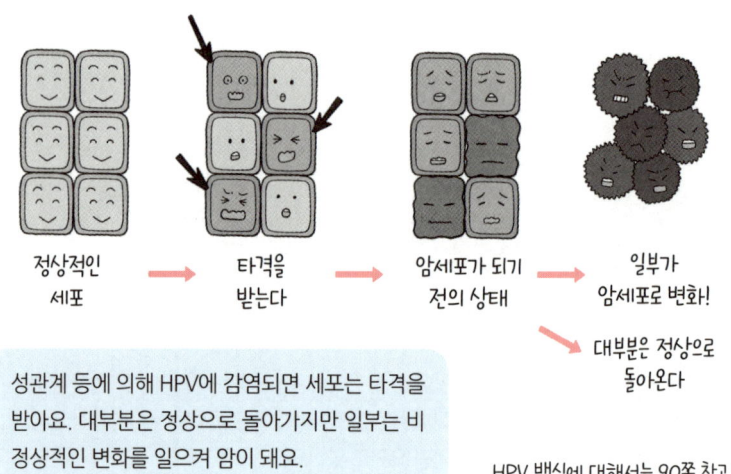

정상적인 세포 → 타격을 받는다 → 암세포가 되기 전의 상태 → 일부가 암세포로 변화! / 대부분은 정상으로 돌아온다

성관계 등에 의해 HPV에 감염되면 세포는 타격을 받아요. 대부분은 정상으로 돌아가지만 일부는 비정상적인 변화를 일으켜 암이 돼요.

HPV 백신에 대해서는 90쪽 참고

그 밖의 자궁 질병

자궁선근증

어떤 질병인가요?

자궁내막과 비슷한 조직이 자궁의 근육 안에 생기는 질병이에요. 자궁 내벽이 두꺼워져 임신했을 때와 비슷하게 자궁 전체가 커져요. 20~30대 여성에게서도 흔히 생겨요.

증상·치료법은요?

생리통이 심해지고 생리혈의 양이 늘기 때문에 현기증이나 빈혈 증상이 있어요. 약물 치료를 하는 경우도 있는데, 폐경을 하면 증상도 가라앉기 때문에 폐경 후에는 치료할 필요가 없어요.

자궁경관폴립

어떤 질병인가요?

버섯 같은 돌기가 자궁경부에 생겨요. 대부분은 양성이지만 매우 드물게 악성인 경우도 있어요. 크기는 쌀알 정도에서 새끼손가락 정도까지 있으며, 두 개 이상 생기기도 해요. 발생 원인은 밝혀지지 않았어요.

증상·치료법은요?

자각 증상이 없는 경우가 대부분이지만 성관계를 했을 때나 운동을 했을 때, 배변 시 배에 힘을 줄 때 출혈이 있기도 해요. 치료를 하지 않고 경과를 지켜보다가 상황에 따라서는 절제수술을 하기도 해요.

궁금해요!

난소낭종

어떤 질병인가요?
난소에 생기는 물혹이에요

난소낭종은 난소에 생기는 물혹으로 20~30대 젊은 여성에게 많이 나타나요. 물혹의 내부는 수액 성분으로 차 있고 대부분은 증상이 없기 때문에, 다른 질병의 검사나 부인과 검진을 했을 때 우연히 발견되는 일이 많아요. 살이 찐 것도 아닌데 아랫배가 점점 나와 알아차리는 경우도 있어요. 대부분 저절로 사라져요.

하지만 간혹 10cm 이상의 난소낭종이 발견되는 경우도 있어 아랫배만 불룩해지는 증상이 있다면 검진을 받아 보세요.

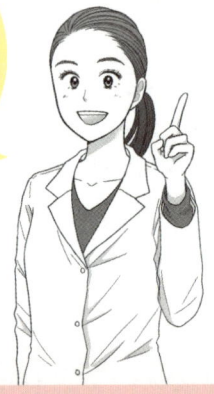

난소낭종은 자궁경부암 검진으로는 발견하기 어렵기 때문에, 걱정이 되는 증상이 있다면 산부인과에서 초음파검사를 받는 것이 좋아요.

어떤 증상이 나타나요?
대부분 스스로는 알아차리지 못해요

난소낭종은 자각 증상이 거의 없는 것이 특징이에요. 다만 커지면 아랫배에 통증이 있어요. 일부는 난소 아랫부분에서부터 뒤틀리는 듯한 매우 강한 통증이 발생하는 경우도 있어요.

치료법은요?
크기가 크면 수술로 제거해요

난소낭종이 작고 양성인 경우는 수주에서 수개월 안에 저절로 사라지기 때문에 정기적으로 경과를 관찰하기만 해요. 하지만 어느 정도 크기가 있는 경우와 난소가 뒤틀려 버린 경우는 수술로 제거해요.

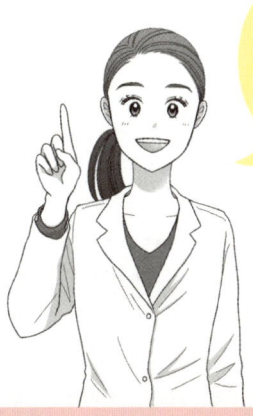

난소는 두 개가 있기 때문에 만일 수술로 한 개를 제거했어도 임신과 출산이 가능해요.

궁금해요!

난소암

어떤 질병인가요?
난소에 생기는 악성 종양이에요

난소에 생기는 악성 종양으로 90% 이상이 난소 표면에 생겨요. 암이 진행되면 암세포가 배 안에서 퍼지고 대장이나 소장으로 옮겨가 목숨을 위협해요. 아직 정확한 원인이 밝혀지지 않았지만 유전이나 자궁내막증 등이 원인인 경우도 있어요. 그 외 임신과 출산 경험이 적은 사람, 폐경이 늦은 사람 등이 걸릴 위험이 높아요.

어떤 증상이 나타나요?
처음에는 자각 증상이 없어요

처음에는 거의 증상을 느끼지 못해요. 배가 팽팽해지고 부정출혈이 있으며 화장실을 자주 가고 식욕이 떨어지는 등의 증상이 나타날 때는 이미 암이 많이 진행된 경우가 많아요.

치료법은요?
수술과 항암 치료를 해요

암의 진행 상황과 몸 상태에 따라 치료법이 달라요. 수술과 항암 치료 두 가지 방법이 있어요. 어느 정도 진행된 후에 알아차리는 일이 많기 때문에 수술 전후에 화학요법을 이용해 치료하기도 해요.

그 밖의 난소 질병

난관염·난소염

어떤 질병인가요?

세균 감염 등에 의해 질이나 자궁의 점막을 따라 난관과 난소에 염증이 생기는 질병이에요. 난관에 문제가 생기면 불임증(108쪽)으로 이어지는 경우도 있어요.

증상·치료법은요?

아랫배에 심한 통증이 생기고 열이 많이 나거나 질 분비물이 늘어나고 부정출혈이 생겨요. 항생제와 해열제 등의 약을 먹어 치료하는데, 치료가 잘 되지 않은 경우는 수술로 아픈 곳을 제거하기도 해요.

다낭성 난소증후군

어떤 질병인가요?

보통은 배란을 위해 수십 개의 난포가 성장을 해요. 그런데 난소에서 남성 호르몬이 많이 만들어지면 난포가 성장이 멈추고 그로 인해 배란이 어려워지는 질병이에요. 젊은 여성의 배란 장애로 많이 나타나요.

증상·치료법은요?

배란이 일어나지 않기 때문에 생리를 하지 않거나 불규칙해져요. 남성 호르몬의 영향으로 털이 많아지고 여드름이 생기는 등의 증상도 있어요. 주로 피임약이나 배란을 촉진시키는 약을 사용하는 등 약물 요법으로 치료해요.

궁금해요!

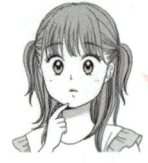

Q 성병이란 어떤 질병인가요?

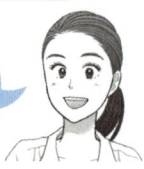

A 성적인 접촉 등에 의해 감염되는 질병이에요.

성병이란 성적인 접촉에 의해 감염되는 질병을 말하며, 세균이나 바이러스가 든 정액과 질 분비액, 혈액 등이 입이나 성기, 피부 등에 접촉해 감염돼요. 분비물의 변화나 부정출혈 등의 증상이 있기도 하지만, 알아차리지 못하는 경우도 많아 모르는 사이에 상대에게 옮기는 일도 있어요. 어떤 성병이 있고 어떻게 감염하는지 충분히 알아 두면 예방과 조기 발견으로 이어질 수 있어요. 젊은 세대에게서 늘고 있는 성병. 미래의 임신과 출산에 영향을 주는 경우도 있기에 확실하게 알아 두고 예방하세요.

분비물의 상태를 체크해요!

분비물의 색, 양, 냄새뿐 아니라 가려움 등의 변화를 살펴요. 분비물의 상태는 개인차가 있으므로 평소 체크하는 습관을 들여 평소와 다르면 병원에서 진찰을 받도록 해요.

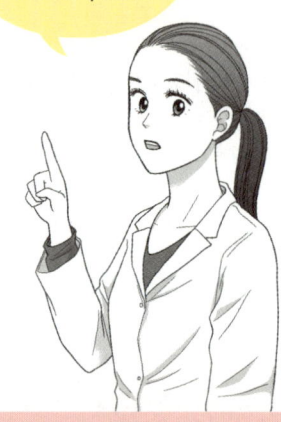

자각 증상이 없는 경우가 많기 때문에 주의하도록 해요.

모를수록 두려운 여성의 질병

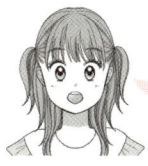

Q 성관계를 하지 않았는데도 감염될 수 있나요?

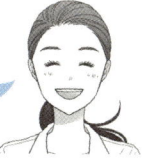

A 네, 성관계가 아니어도 감염될 수 있어요.

성병은 성기를 통한 성행위뿐만 아니라 키스나 다른 방식의 성행위로도 감염될 수 있어요. 다만 같은 식기나 수건을 사용하는 등의 일상생활에서 감염되는 일은 거의 없어요. 드물지만 수혈로 감염되기도 해요.

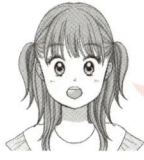

Q 성병에 걸리면 임신과 출산에 영향이 있나요?

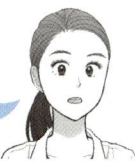

A 중증이 되면 남녀 모두 임신하기 어려워질 가능성도 있어요.

성병 중에는 심해지면 나중에 불임(108쪽)의 원인이 되는 경우가 있어요. 여성이 성병에 감염된 채 임신을 하면 유산 또는 조산이 되거나 자궁 이외의 장소에 수정란이 착상하기 쉬워요. 남성의 경우도 불임의 원인이 돼요.

궁금해요!

클라미디아

어떤 질병인가요?

클라미디아 트라코마티스라고 하는 세균에 의해 감염되는 질병이에요. 성관계나 입으로 감염돼요. 방치하면 염증이 진행되고 여성의 경우 난관염(141쪽)으로 발전해 불임의 원인이 되기도 해요.

증상·치료법은요?

초기 증상이 없다가 병이 어느 정도 진행되면 아랫배의 통증이나 소변을 볼 때 통증이 생겨요. 또 분비물이 증가하고 부정출혈이 있기도 해요. 남성은 요도가 가렵거나 배뇨통이 생겨요. 항생제로 치료해요.

성기 헤르페스

어떤 질병인가요?

단순 헤르페스 바이러스에 감염되어 성기 주변에 물집이 생기거나 짓무르는 질병이에요. 헤르페스 바이러스는 신경을 따라 깊숙이 숨어 있다가 피로와 질병으로 면역력이 떨어졌을 때에 활발해져요.

증상·치료법은요?

가려움과 통증을 동반한 물집이 생기고 감염된 부분이 붓거나 열이 나기도 해요. 통증이 심하면 가랑이가 스쳐 걷기 어려운 경우도 있어요. 항헤르페스 바이러스 약을 먹어 치료해요.

매독

어떤 질병인가요?

매독 트레포네마라고 하는 세균이 피부와 점막에 들어와 생겨요. 성관계뿐만 아니라 입으로도 감염이 돼요. 감염되면 전신에 다양한 증상을 일으켜요.

증상·치료법은요?

처음에는 성기와 입 등 감염된 부위에 종기가 나타나요. 방치해 두면 종기는 자연적으로 사라지지만, 그 사이에 균이 혈액을 타고 온몸을 돌다 결국 뇌나 심장까지 퍼져요. 항생제로 치료해요.

콘딜로마

어떤 질병인가요?

HPV가 원인이에요. 자궁경부암을 일으키는 HPV와는 다른 바이러스예요. 성기 주변에 뾰족한 사마귀가 생기는 것이 특징이에요. 성관계와 신체 접촉에 의해 피부나 점막의 상처를 통해 감염돼요.

증상·치료법은요?

남녀 모두 성기나 그 주변에 오돌토돌한 사마귀가 생겨요. 심한 통증은 없고 가려운 경우는 있어요. 액체 질소로 사마귀를 얼려 제거하거나 연고를 발라 치료해요.

궁금해요!

HIV

어떤 질병인가요?

HIV(인체면역결핍바이러스)와 HIV에 감염된 체액(혈액, 정액, 질분비액)으로부터 감염돼요. 감염 후 10년 이상 증상이 없는 사람도 있는데, 치료를 하지 않으면 에이즈로 진행돼요.

증상·치료법은요?

발열, 발진 등이 나타난 후 무증상 기간이 계속돼요. 에이즈는 면역력이 심하게 떨어지는 병이에요. 항HIV약이 개발되어 더 이상 목숨을 위협하는 병은 아니지만 조기 발견과 치료가 중요해요.

임질

어떤 질병인가요?

임균이라고 하는 세균이 성관계 등에 의해 점막에 감염되어 발생해요. 방치하면 난관염이나 복막염을 일으켜 불임의 원인이 돼요.

증상·치료법은요?

초기에는 증상이 없지만 진행이 되면 요도나 질을 통해 분비물이 나와요. 소변을 자주 보거나 소변을 볼 때 요도 또는 방광 부위가 화끈거리거나 아프기도 해요. 주사나 약으로 치료해요.

이것만은 꼭 기억해요

1. 여성에게만 발생하는 질병이 있어요. 증상이 가벼운 질병부터 생명에 치명적인 질병까지 다양해요.

2. 생리를 시작한 지 얼마 되지 않았어도 자궁이나 난소에 질병이 생길 수 있어요.

3. 생리통, 생리혈의 양과 상태, 분비물의 상태 등이 평소와 다른지 늘 살펴보세요.

4. 질병을 방치하면 미래의 임신과 출산에 지장을 줄 수도 있어요.

5. '성병'은 증상이 없는 경우가 많기 때문에 병에 대해 미리 알아 두어야 일찍 발견하거나 예방할 수 있어요.

더 알아보기

산부인과는 어떤 곳일까요?

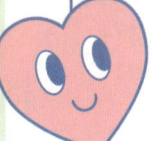

산부인과는 '성인 여성이 가는 곳', '아기를 낳는 곳'이라고 생각하나요? 나이가 어려도, 아기를 낳지 않아도 갈 수 있어요.

산부인과는 무서운 곳이 아니에요

산부인과를 진찰대 위에 올라 다리를 벌린 채, 질에 검사 기구를 쭉쭉 넣는 무서운 곳으로 생각하는 사람이 많아요. 하지만 성 경험이 있는가 없는가로 진찰 방법이 바뀌기 때문에, 먼저 환자의 이야기를 듣는 것부터 시작해요. 보호자와 함께 간 경우라도 보호자는 일단 밖에서 기다리게 하며 환자의 비밀을 지켜 줘요.

산과? 부인과? 산부인과?

종합 병원은 출산을 다루는 '산과'와 질병 치료를 하는 '부인과'로 나뉘어 있지만 대부분의 동네 병원은 '산부인과'가 일반적이에요. 진료 내용은 임신 진단부터 질병의 치료까지 다양해요. 최근에는 환자들이 쉽게 산부인과 문턱을 넘을 수 있도록 '레이디스 클리닉'이나 '여성 전문 병원'이라는 이름으로 운영하는 병원도 많아요.

산부인과를 가야 할 때

어떤 증상이 있을 때 가야 하나요?

심한 생리통이나 부정출혈 등 평소와 다른 증상이 있다면 질병의 신호일지도 몰라요. 빨리 상담을 받으세요. 또 일상생활을 하기 힘든 증상이 있다면 생리 이외의 증상이라도 괜찮아요. 산부인과나 부인과는 성인 여성만 가는 곳이 아니며 누구라도 상담을 할 수 있어요.

이런 경우에도 OK!

- 피부가 거칠어짐, 뾰루지, 부종, 두통, 나른함 등 생리 전의 신체의 변화
- 짜증, 산만, 우울 등 생리 전의 마음의 변화
- 색, 냄새, 양이 평소와 다른 분비물
- 가려움, 종기, 부기 등 외음부의 이상

생리 중에 진찰을 받아도 되나요?

자궁경부암 검진을 할 때 말고는 그 밖의 증상은 생리 중이라도 언제라도 진찰을 받을 수 있어요. 만약 생리혈의 양과 상태가 걱정된다면 생리혈의 상태를 알 수 있는 생리대를 직접 가지고 가거나 사진으로 찍어서 보여 주는 것도 좋아요.

산부인과 진찰을 받기 전에 알아 두면 좋은 것들

♥ 비용은 어느 정도 드나요?

병원이나 진찰 내용에 따라 비용이 달라요. 미리 알아보세요. 몸에 이상이 있어서 진찰받는 경우는 보험이 적용되기 때문에 반드시 신분증을 챙겨 가세요.

♥ 어떤 복장이 좋은가요?

상담만 한다면 어떤 복장이라도 괜찮아요. 진찰할 가능성이 있다면 속옷을 벗고 입기 쉬운 치마가 편하겠지만, 진찰용 옷이 따로 준비되어 있으니 걱정할 필요는 없어요.

♥ 정확하게 이야기할 수 있을지 불안해요

병원에 가기 전에 선생님에게 묻고 싶은 내용을 미리 메모해 두면 이야기하기 쉽겠죠. 최근 생리가 시작된 날이나 기간을 기록해 두면 좋아요.

♥ 외음부를 깨끗하게 씻고 가야 하나요?

전혀 걱정할 필요 없어요. 분비물 이상이나 음부의 부기나 가려움 때문에 진찰하는 경우는 필요 이상으로 깨끗하게 씻는 것이 더 좋지 않아요.

성인이 되면 부인과 검진을 받도록 해요!

20세가 넘으면 1년에 1회는 부인과 검진을 받으세요. 증상이 없어도 검진을 통해 질병을 일찍 발견할 수 있기 때문에 주기적으로 검진을 받는 것이 매우 중요해요.

더 알아볼 수 있는 곳

대한산부인과협회 피임·생리 이야기 www.wisewoman.co.kr/piim365

대한산부인과협회에서 운영하는 곳으로 생리와 피임에 관한 정보와 임신과 출산에 관한 정보를 알 수 있어요. 더 궁금한 내용은 산부인과 선생님과 온라인으로 직접 상담할 수 있어요.

우월해(우리월경해) blog.naver.com/ourperiodwithyk

아이들이 생리로부터 당당하게 자신의 몸을 관리하고 사랑할 수 있도록 돕기 위해 유한킴벌리에서 운영하는 성교육 전문 블로그예요.

푸른아우성 aoosung.com

성교육 전문가 구성애 선생님이 대표로 있는 성교육·성상담 전문기관이에요.

모두를 위한 월경 www.pad4u.co.kr

서울시에서 공공생리대 지원을 위해 운영하는 곳으로 공공생리대 지원 소식과 생리 교육 소식을 알 수 있어요.

청소년성문화센터 아하 ahacenter.kr

YMCA가 서울시의 지원을 받아 운영하는 청소년 성교육·성상담 전문기관이에요.

OTONA MO KODOMO MO SHITTEOKITAI SHINJOSHIKI SEIRI NO HANASHI
supervised by Rena Takahashi, illustrated by Ako Nohara
Copyright © 2021 Rena Takahashi, Ako Nohara
All rights reserved.
Original Japanese edition published by SHUFU-TO-SEIKATSU SHA CO., LTD., Tokyo.
Korean translation copyright © 2022 by BLUEMOOSE BOOKS
This Korean language edition is published by arrangement with SHUFU-TO-SEIKATSU SHA CO., LTD.,
Tokyo in care of Tuttle-Mori Agency, Inc., Tokyo, through Amo Agency, Korea.

이 책의 한국어판 저작권은 AMO에이전시를 통해 저작권자와 독점 계약한 블루무스에 있습니다.
저작권법에 의해 한국 내에서 보호를 받는 저작물이므로 무단 전재와 무단 복제를 금합니다.

자기 관리를 시작하는
소녀를 위한 생리 독립 가이드
생리를 시작했어요

1쇄 발행일 2022년 5월 25일
7쇄 발행일 2025년 8월 11일

감수 다카하시 레나
한국어판 감수 천아영
그림 노하라 아코
옮긴이 송소정

펴낸이 金昇芝
편집 노현주
디자인 양X호랭 DESIGN

펴낸곳 블루무스어린이
출판등록 제2022-000085호
전화 070-4062-1908
팩스 02-6280-1908
주소 경기도 파주시 경의로 1114 에펠타워 406호

이메일 bluemoosebooks@naver.com
인스타그램 @bluemoose_books

ISBN 979-11-91426-48-9 (73510)

아이들의 푸른 꿈을 응원하는 블루무스어린이는 블루무스의 어린이 단행본 브랜드입니다.

＊저작권법에 의해 보호를 받는 저작물이므로 무단전재와 복제를 금합니다.
＊이 책의 일부 또는 전부를 이용하려면 저작권자와 블루무스의 동의를 얻어야 합니다.
＊책값은 뒤표지에 있습니다. 잘못된 책은 구입하신 곳에서 바꾸어 드립니다.